催眠术

[日] 成濑悟策 著
杜海清 译

文匯出版社

作者简介:成濑悟策:1924 年生于日本岐阜县。东京文理科大学心理学专业毕业后,历任东京教育大学助教、九州大学副教授、教授,1988 年成为九州大学名誉教授。其后先后担任九州女子大学校长、九州女子短期大学校长、日本催眠医学心理学会理事长、日本心理临床学会理事长、现为日本康复心理学会理事长等。主要著述有《催眠》、《自我控制》、《催眠面试法》、《教育催眠学》、《自我控制法》、《临床动作学基础》等。

目录

前言　*1*

第1章　催眠研究的历程　*1*

1. 初创期　*2*
   A. 人类早期就有了催眠　*2*
   B. 麦斯麦术　*4*
   C. 布雷德主义　*6*
2. 争论期　*9*
   A. 南希学派和萨尔佩特利耶尔学派　*9*
   B. 国际性的研究组织、研究会议　*11*
   C. 布罗耶和净化(katharsis)法　*12*
   D. 弗洛伊德和自由联想法　*15*
3. 曙光期　*19*
   A. 科学方法论的展开　*19*
   B. 自我催眠、自我治疗　*22*
4. 研究展开期　*26*

A. 临床催眠研究的新见解 26
B. 美国催眠研究的发展 27

第2章 催眠是什么 31
1. 暗示和催眠 32
A. 催眠 32
B. 主角是被催眠者 34
2. 催眠的基本过程 36
A. 催眠现象的特征 36
B. 暗示、催眠 40
C. 暗示体验和催眠体验 42

第3章 暗示的结构 45
1. 暗示中的提示 46
A. 后倒暗示 46
B. 催眠暗示的结构 48
2. 课题努力 51
A. 带有特殊的动机 51
B. 为实现暗示所作的努力 53
3. 努力和体验 55
A. 努力的意识性 55

B. 努力与体验之间 56
4. 与暗示有关的误解 58
A. 催眠并非被动行为而是主动行为 58
B. 旧时代的误解残余 59

第4章 催眠法 61
1. 催眠暗示 62
A. 催眠的结果取决于暗示 62
B. 走向催眠之路 63
2. 催眠的一般性暗示和现象 66
A. 普通的暗示表 66
B. 清醒暗示(催眠诱导暗示) 69
C. 动作催眠 71
D. 认知催眠 73
E. 人格催眠 75
F. 后催眠 79
3. 催眠者的帮助 82
A. 暗示的选择 82
B. 暗示的帮助 82

第5章　变性意识和恍惚　85
1. 催眠体验的基本特征　86
A. 注意集中的状态　86
B. 催眠中的注意和注意集中　88
2. 非恍惚的课题努力　90
A. 非恍惚的暗示反应　90
B. 变性意识和恍惚　92

第6章　催眠过程中的心理现象　95
1. 催眠过程中能力会提高吗　96
A. 无暗示的情形　96
B. 有能力增进暗示的情形　97
C. 记忆力的增强　97
2. "负"暗示的情形　100
A. "没有"、"看不见"等暗示　100
B. 无痛暗示　101
C. 健忘暗示　101
3. 意识动机和潜意识动机　103
4. 年龄退行　106
5. 印象　108
A. 印象的一般性理论　108

B. 催眠过程中的印象 110
C. 印象的自律性 111
D. 色彩心象的余留影像 113
E. 印象和主观性时间 115
F. 创造性激活 116
6. 反社会性行动 118

第7章 催眠过程中的生理现象 121
1. 催眠和睡眠 122
2. 情动暗示的效果 124
A. 直接暗示 124
B. 情动暗示 125
3. 动作暗示 127
A. 肌肉紧张动作 127
B. 作业能力 128

第8章 催眠的应用 129
1. 心之科学 130
A. 催眠是正常的心理活动 130
B. 催眠研究的特性 131
2. 心之健康 132

3. 教育催眠 135
A. 教育和催眠 135
B. 人际关系 136
C. 学习指导 137
D. 生活指导、教育咨询 138
4. 心理治疗 140
A. 心理治疗中的催眠 140
B. 本来意义上的催眠疗法 141
C. 催化性催眠疗法 144
5. 医学上的应用 146
A. 催眠和医学 146
B. 精神医学和儿童精神医学 146
C. 妇产科学 148
D. 内科学、皮肤科学 148
6. 牙科学 150
A. 催眠牙科学 150
B. 口腔心理学 151
7. 运动催眠 153
A. 体育运动和催眠 153
B. 焦虑对策 154
C. 竞技技能的提高和磨练 156

前　言

再没有比催眠更让世人褒贬不一、毁誉参半、充满误解和偏见，而其内容又显得神秘莫测的心理现象了。本书试图通过去伪存真，将催眠这一独特的心理现象真实地展现在读者面前。从弗洛伊德、让内、舒尔茨、赫尔，到W·冯特、W·詹姆斯、S·霍尔、巴甫洛夫、艾森克、希尔加德，这些在世界心理学和精神医学的发展史上留下英名的著名大师差不多都对催眠这一现象抱有浓厚的兴趣，并着手进行了研究。我们希望有更多的读者朋友，在这里通过向大师们请教，一方面，主要的目的是正确理解催眠这一现象，同时可能的话，在此基础上更进一步适当、有效地来开发利用这一趣味无穷的心理现象。

其实，有不少人明白，不单单是通过催眠这个词，通过观看电视、舞台表演等也知道它实际上是怎么回事。

实际上，这正是问题所在。为何要进行催眠？细数之下，我们可以举出以下这些。

(1) 通过在电视上和舞台上的表演引起兴趣和好奇；

(2) 为满足催眠者的欲望；

(3) 为满足被催眠者的愿望;

(4) 为心理学和生理学的实验研究;

(5) 有益于被催眠者。

其中最为通俗化的是(1)的“趣味为本”。在这里,将稀奇古怪的、妙不可言的现象加以夸大并表现出来是其宣扬的目的,而这正是带来误解和偏见的“罪魁祸首”。(2)是自以为掌握着被催眠者意志的催眠者为了满足自己的优越感和无所不能的操纵感。因此,在这种情况下,作为对象的被催眠者处于严重的受害者地位。(3)属于受到催眠的欲望获得满足的类型,被催眠者十分高兴自己能出现在电视中担任被催眠者的角色,在以趣味为主的表演中,表演者对催眠现象进行夸大宣传,导致不必要的误解和偏见,而催眠者则是在明白这点的前提下加以利用。(4)虽然是通常情况下,本分的心理学和精神医学的研究者怀着慎重、周密的态度进行研究,但有的时候也会只注意实验目的,而忘了对象,或无视被催眠者的情绪,或因提出缺乏道理和过分的要求而伤害对象。上述不管哪种情况,造成对催眠的误解和偏见的主因皆在于催眠者自身,这一事实应受到重视,并加以阻止。

催眠虽然是种十分正常的心理现象,但因看上去显得诡秘莫测从而招来种种误解和偏见。上述种种目的中,最有益的是(5),即催眠活动自始至终是为了被催眠者的利益。当然,依照心理学和生理学实验一般性原则进行的科学研究,对被催眠者来说也是有益的,所以也可以列入(5)的范畴中,但在这里,我们强调的是通过有效利用催眠,给被催眠者自身带来最直接的、具体的利益。

从历史上来看,催眠主要被用于以心理治疗为主的医学和牙科学上,至今仍在不断发展之中。如今,在一些国家,催眠正在开始被应用于教育领域以最大限度地发挥个人的潜力,应用于日常生活的方方面面以使人的身心更加健康,或者让运动选手和考生潜在的实力得到充分的发挥,应用于提高音乐、文学、绘画等的鉴赏能力以及文学艺术的创作、发明、发现等创造性活动,直至残障人士、高龄者的康复治疗等。作为在人类活动中极有效的、适当的辅助方法,催眠正在逐步获得人们新的认识。

催眠的方法并不怎么难,跟有真本事的老师学一下就能掌握,难的是如何应用。不仅仅是消除偏见和误解,还要更积极地看待它的有用价值,并加以有效地利用。在这方面,本书若能起到一点作用,那将是作者额外的惊喜了。

1章

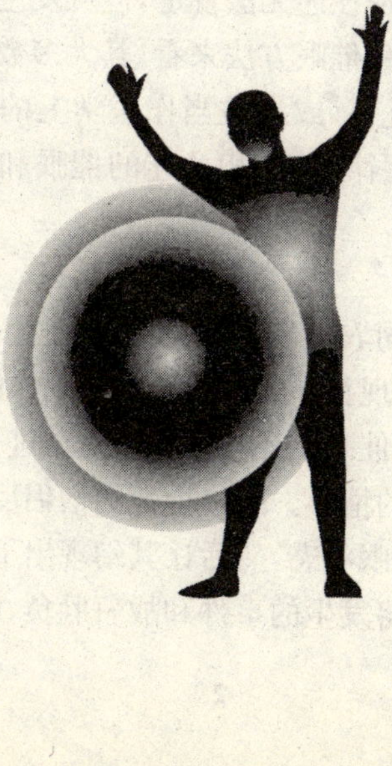

催眠研究的历程

1. 初创期

A. 人类早期就有了催眠

催眠的萌芽

我们今天称之为“催眠”的现象，早在人类有历史记载以前，就在地球的任何一个地方被任何一个民族所广泛了解，并以各自独有的方式所利用，直到今天仍为人们所熟悉和应用。而且从根本上来说，那时的催眠方法同现在并没有大的区别。当然，过去时代的一切，作为资料其价值几许现在还无法肯定，但从发生在世界各地并持续至今的各种催眠方法来看，其大多数都属于宗教意义上的行为、礼仪，或者被当作医学上的一种治疗手段，或者属于与法律、政治相关连的催眠和类似催眠的现象。

预言、占卜

比如，在主司农事和受胎的尼罗河女神的神殿里，就残留着许多表现礼拜时的情形的雕刻作品，他们的姿态有着很明显的催眠特征。据说那是在进行40天的独居、断食祈祷时的情形。凯尔特人的僧侣反复念着咒文将占卜师引入睡眠状态，然后让其幻现出下一任国王是谁，或者预言即将发生的事件和战争胜负、凶吉等，甚至让其有千里眼的能耐。在中国，传说早在公元前 18 世纪就有用鼓笛歌舞的方法使人如游忘我之地，与死人灵魂沟通联络的事情。在日本也有像和气清麻吕参拜宇佐八幡宫的传说那样，以相同的方法挑选下任左大臣等朝廷官员的记载。

医疗

古代的医疗活动常在宗教性的仪式现场进行。比如，在埃及，据说通过僧侣的暗示，亦即神殿的酣睡(temple sleep)，就能提高疾病治疗的效果。这种说法后来传到了希腊和米诺斯。有一个古希腊的雕塑作品(公元前 928 年)表现的就是当时最有名的医师凯龙为其弟子艾思库拉庇乌斯催眠的情形。据说后来，参拜祭祀艾思库拉庇乌斯的病人就常在神的名义之下，通过催眠之中和催眠之后的暗示等接受心理治疗。

仪礼、例行活动

类似这样的原始形态的预言和治疗活动不仅在古代，就是在今天的许多国家中的民间仍广泛流行着，今后也还会继续进行下去。比如西伯利亚的黄教(Shamanism)和朝鲜半岛上的巫觋都是很有名的，日本的修验教和其他山岳宗教的僧侣、修行者、巫女以及冲绳御岳信仰中的祝女(主持祭神的女司祭)等也同它们有着渊源关系。这股源流还影响着从伊努伊特人(爱斯基摩人)到南北美洲的土著居民。据说冲绳的“神女诞生”仪式就是从密克罗尼西亚向南太平洋流传而来的；在非洲，西海岸的加纳地区、中部的班图人、南部的祖鲁族，黄金海岸的阿散蒂，尼罗河流域的纽比安，还有印度尼西亚的巴厘岛等，那里至今都有通过被动催眠、自我催眠、集体催眠等方式进行的预言、忠告、治疗等活动，而且其中很多都是在仪礼、例行活动的背景下，必有神、佛，或者精灵、心灵的参与，与宗教性的、神秘性的体验相结合，这种情况至今仍没有变化。

基督教

正如《出埃及记》中记载的那样，埃及会施魔法的摩西用神赐的面包拯救了他的伙伴。捧着这样的圣经，瞎眼人重见光明，瘫痪的人重新站起来，人们领受着创造这种催眠奇迹的基督的恩赐。在基督教中，以理性为第一要义的中世纪斯多亚学派的影响非常强烈，催眠被看作是魔术和邪法而受到排斥，从那以后直到 18 世纪中叶，催眠在欧洲并不公开进行。人们从感情上无法接受催眠，并视之为邪法的观念大概就是在这个时候开始形成的吧。

B. 麦斯麦术

动物磁气

维也纳医生安东·麦斯麦（Mesmer·E·A）在他的学位论文《行星对人体的影响》（1776 年）中说，有一种弥漫于宇宙之中，人们无法感知其存在的磁性流动气体，人对其分布缺乏调和就会得病；恢复调和状态，人就重新变得健康。他把这种流动性物体称为“动物磁气”。“动物磁气”通过催眠者之手流向患者，就会出现痉挛状态，亦可以看作是发生了催眠作用。这种“动物磁气”储存在动物、树木和金属中，接触这些物体的人就会被催眠。

麦斯麦术

麦斯麦将诊所从维也纳搬到巴黎，指望能为更多的病人解除痛苦。微暗的诊疗室里摆着里面放有铁粉和瓶子并灌满水的大桶。当被那些个磁性桶包围着的病人们在等待从那儿取出的几根铁棍按向患部时，从隔壁房间里便传出了舒缓的音乐。身穿丝绸礼服、手持铁杖的催眠师以夸张的姿势故作神秘地走进房间，或用手从患者的肩部起沿着手腕一直摸到指尖，然后反复轻捏患者的大拇指（到后来只是挥动手臂但不碰着患者），或用手压住病人患部，用铁杖接触、击打病人，这样，病人便受到所谓的“磁化”，而处于恍惚的状态之中。

麦斯麦由兴至衰

麦斯麦的理论和方法被称为催眠术，被宣传说治疗效果很明显，所以来求治的病人和追随者很多。当时法国政府对其巨大的影响力心存疑虑，便由当时一流的科学家组成委员会对事情的真相进行调查，结果否定了他所说的动物磁气的存在，并得出结论说，这种现象只不过是心理因素，特别是暗示产生的效果而已，于是他的名声也急剧下降了。

现代催眠的萌芽

麦斯麦的毁誉参半很大程度上是由于他的性格的关系。具有意义的是，今天说起来应该是心理治疗的几个重要因素那时已得到认可。一个劲儿地否定动物磁气理论的委员会，就他的方法的有效性原因方面，尽管认可了“暗示”以及“心灵相通”、“想象力”等因素，但还是提出了禁止的要求。委员会另外还提出了一个秘密报告，说是这样的方法在道德上是有害的，应该禁止。报告还责难在他的诊疗室里，那些上流的贵妇人在神智恍惚的状态中摆出一副淫荡的姿势，易于挑逗起别人的“性兴奋”，而且这些行为伴随着“健忘”，是在“潜意识”的情况下发生的。尽管如此，那时候“集体疗法”、“音乐疗法”的萌芽已经初现，与此同时，还可以看到以心理剧而闻名的莫列诺的“催眠剧”的先兆，这些从现在的观点来看，都具有重新审视的价值。

C. 布雷德主义

凝视法

尽管麦斯麦的理论被认为是不合适的，但他的方法仍在德国、奥地利等欧洲许多国家中传播开来。1841年，英国曼彻斯特的外科医生詹姆斯·布雷德第一次在这里观察了催眠这种现象，相信这并不是诓骗而是真的，于是他开始研究出自己独特的方法。那就是至今仍被看作是一种有效的催眠方法的“凝视法”。一开始他让受验者凝视自己额上的软木瓶塞，到后来则是把放手术刀的盒子之类的发光物体置于其眼前 8 至 15 厘米，并稍微高出其视线所及之处，以使他的眼球、眼部肌肉处于某种程度的紧张状态，让其凝视。

至少在初期的一段时间里，他并不认为言语暗示是重要的，但他还是同时采用了集中注意力的凝视法和言语暗示法。而且那时还有了伦敦皇家外科医学会成功地在催眠状态下进行无痛外科切除手术的事例和类似聋子的知觉障碍的治疗例子的报告等。

催眠术(hypnotism)

从这些经验中他认为，催眠并不是由动物磁气等诸如之类的神秘物质引发的，而是通过凝视出现的神经中枢以及相关的生理机能变化和麻痹引起的。他创造了“hypnotism”一词，虽然用了具有睡眠含义的“hypno-”前缀，使其有类似于睡眠的意思，但显然有别于自然的睡眠。1843 年他撰写了《神经睡眠学》(Neurypnology)一书，在这部著作中他提出，利用与睡眠不同的催眠，可以得到重要的心理、生理性效果，人类有着第二种意识，在第二种意识里，人超出平时的意识直接以表情、姿势、动作等来表现自己的感情，引起知觉的变化、意识的变性等。

布雷德主义

他的这一业绩同他以往的研究比起来有着显著的进步，在催眠研究的历史上占据了决定性的地位，甚至有历史学家认为，催眠的科学研究是从布雷德开始的。他所进行的催眠理论和方法的研究以他的名字命名，称为“布雷德主义”，在文学作品中也经常使用这个词。

来自凝视法的误解

为集中注意力而采用的凝视法一直被作为一种方

便的催眠方法而长久使用。它虽然对建立一个易于引入暗示的基础十分有效,但由于比起暗示来,它过于强调注意力的集中,因而改变了注意的本质,常常是通过引出睡意,使其陷入睡眠状态,所以被误解为是类睡眠过程;而且又由于用半睡眠状态来解释脑和神经活动被认为具有科学性,所以此后很长一段时间内,一直存在着催眠就是生理过程中心的错误认识。直到后来,随着经验的不断丰富,观察的不断细致,在方法上也不断改进,人们才认识到,不管是为引起催眠也好,或者随后的让其觉醒也好,暗示的作用远比布雷德所认为的要重大得多,于是,人们又重新来研究催眠究竟是怎么回事了。

2. 争论期

A. 南希学派和萨尔佩特利耶尔学派

利埃伯

在法国,南希的开业医生利埃伯较早开始(1864年)进行催眠治疗并取得显著效果。但他的研究从一开始就完全抛弃了磁气流动说。他为许多为生理性症状折磨的病患者进行催眠治疗,不仅是功能性疾病,连器质性疾病也得到了较好的治疗结果。他就应用催眠疗法治疗贫血、疟疾、肺结核、月经不调、神经痛、偏头痛等编了一本书,但出版后只卖出了一册。

维尔内姆

南希医学院教授维尔内姆原想规劝利埃伯别再继续他的研究了,但当他来到利埃伯的诊所时,不禁为他丰富的临床研究成果所惊讶,于是也投入了他的研究之中。维尔内姆将研究成果整理成书出版(1884 年、1886 年),书中提出,催眠的诸现象可由暗示引起,歇斯底里性的半身不遂、失声症、肠胃病、食欲不振、疼痛、颤抖、抑郁、执拗、梦游等,还有许多与功能性疾病相关的各种症状均能采用催眠疗法进行治疗。这些成果公开发表后,利埃伯和维尔内姆的著述受到广泛关注,他们的名声也在欧洲各国传播开来。

夏尔科

然而在巴黎，单纯的反麦斯麦术运动并没有得到大的发展。其阻力的一大方面，来自当时被视为解剖学、神经学领域第一人的夏尔科和他的弟子加内、比奈等人。从1880年前后起，他们的有关催眠的大胆实验和讲学活动引起了社会的注意。他们批评说，维尔内姆们视之为基础的暗示属于主观现象，所以是非科学的。为客观地捕捉催眠的征兆，他们尝试采用当时曾成功地用于运动失调和硬化症研究的方法，即用小槌轻叩四肢各部位，在某个部位必定会出现痉挛现象，然后把它们分成完全的大催眠和不完全的小催眠两种，前者又可分无感觉、硬直、梦游等三个阶段，所以认为催眠是类似于歇斯底里的一种病态现象，只发生在神经素质异常者身上。他们还用磁铁做实验，认为引起催眠的是某种动物磁性物质，这样磁性流理论又得到了复苏。他们以这些成果为旗号自称为萨尔佩特利耶尔学派，而将与其对立的利埃伯等人称为南希学派，展开论战，两大学派相互间不断开展批判、讨论。

争论的终结

为两大学派的争论画上休止符的是利埃伯的一个决定性实验。他的实验说明，夏尔科他们主张的大催眠、小催眠的分类以及三段论等，其实只是证明了催眠者的态度和说话措辞所产生的影响，期待它们出现它们就会出现，不然就不出现，那不过是在事先暗示这一人为诱导实验条件之下出现的结果而已。因此，动物磁性理论是毫无事实根据的东西。另外，如果依照暗示这种方法，不仅仅是那些三段论，还有其他各种各样的催眠现象，在任何一个健康、正常的被实验者身上都能发生，很显然，那就不是由身体素质和病理引起的了。他还明确地指出了夏尔科他们实验方法上的错误，即在进行实验的时候他们并没有发觉自己实际上是给予了暗示这样一个事实，这样，这个争论总算有了一个胜负结果。

B. 国际性的研究组织、研究会议

心理研究会

利埃伯、维尔内姆的出色研究，使得催眠作为一种治疗方法其价值比过去更加显得清晰，在他们的推动下，催眠研究迎来了划时代的发展。法国、英国自不待说，从德国、荷兰、俄国等整个欧洲，扩展到刚刚独立的美利坚合众国。1882 年，成立了以研究催眠并将其应用于治疗为目的的心理研究会，法国的利埃伯、维尔内姆、加内，美国的威廉·詹姆斯、斯坦利·霍尔，俄国的巴甫洛夫等人均是活跃人物；英国医学会也设立了研究催眠治疗价值的委员会(1891)，并公开发表“从治疗作用来看，催眠常常可以消除疼痛，利于睡眠，减轻许多功能性疾患的程度”这样的见解。

国际会议

1889 年，首次国际实验及治疗催眠学会议在巴黎的杜尔饭店举行，这次会议的讨论内容被认为对以后的

净化(katharsis)法的发展具有重要的意义。除了心理研究会的成员之外，夏尔科、维尔海尔姆·冯特(Wihelm Wandt)、布罗耶、西格蒙德·弗洛伊德、莫顿·普林斯等法国、德国、奥地利、美国等当时最一流的精神医学家、心理学家参加了会议，他们对催眠及其治疗问题给予了很大的关心。与此同时，在法国，加内的《心之力量》;在英国，布拉姆威尔的《催眠学》;在美国，赛迪斯的《暗示心理学》、普林斯的《潜意识》;在德国，莫尔的《催眠学》、冯特的《催眠和暗示》、西尔答的《催眠的本质》;在日本，福来友吉的《催眠心理学》等探讨催眠的专著也相继出版。

C. 布罗耶和净化(katharsis)法

布罗耶

与利埃伯差不多时期(1880 年)，维也纳医生布罗耶创造了一种全新的催眠利用方法。它不同于过去占主流的仅仅以消除症状的暗示方法，不仅仅是一种催眠疗法，而且对以后的心理疗法也作出了极其重要的贡献。他的歇斯底里患者安娜与她的父亲相继罹患胸膜脓肿疾病，不管如何实施催眠疗法其症状还是在不断恶化，除了出现恶心、贫血、原因不明的神经性咳嗽、知觉障碍、运动障碍等各种生理性、心理性症状之外，还发生意识变性。

催眠中的情动表现

然而，布罗耶很偶然地发现，当他让患者在催眠的

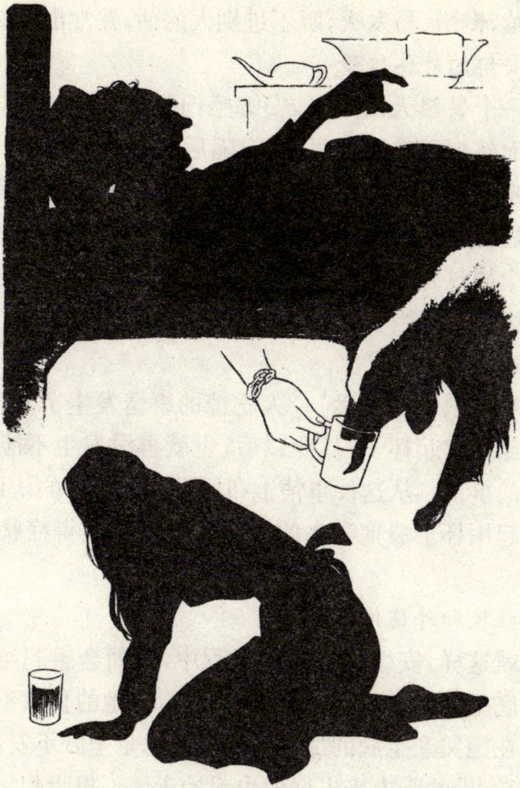

时候自由说话时，安娜出现了很强烈的情动性表现。随后他知道，她体验了一种从相关联的痛苦中解脱出来的感觉。从她说话时的样子来看，在每天下午进行的让其进入意识朦胧的催眠状态时，她的病情就变轻了，并似乎反复出现她守侯在父亲身边彻夜照料他的情景。由此，她的其它方面情况渐渐变得好起来，但意识变性仍在继续，懒惰、易发火，听不进别人的话，并常出现幻觉。

安娜的外伤体验

一个暑热天的下午，安娜感到非常口渴，但因无法喝水而感到很难受。而且，在随后的 6 个星期中，她只能以吃水果来缓解口渴的感觉。在某天的催眠过程中，安娜显得非常兴奋，并说道，她曾有过这样的经验，她看见一个她过去非常讨厌的女家庭教师在用杯子喂狗喝水，她想，如果当场抗议这样很脏的话会不太礼貌，也就在一边看着没说什么。

从催眠中醒来后，令人吃惊的事情发生了，安娜毫不犹豫地拿起杯子，从此以后，也就再没发生不能喝水这样的事情。从这件事情上布罗耶有了这样的认识，即回忆起用杯子喂狗喝水的经验这一行为使得症状得以解除。

症状和外伤体验

就这样，安娜在催眠的过程中，不断会想起与她的歇斯底里发作有关的各种事件。比如，她的食欲不振是由于在她父亲生病的那段时间里她总是坐卧不安，影响了食欲；她的听力丧失好像也起始于她不想听到父亲发病时痛苦的咳嗽声的时候；而视觉异常则是某一天她坐在父亲身旁的时候被问及钟点时，眼睛因为流泪变得模糊不清，不得不把钟拿到离眼睛很近的位置来看，那时钟看上去显得很大，物体看上去过分大的巨视症和斜眼便是象征了这一经验；吵架时克制自己想说的话，则与咽喉的痉挛有关；同样，知觉的丧失、咳嗽、颤抖等症状，也通过回想起以前的相关经验而一一消失，到最后，整个歇斯底里症状也终于消失殆尽。

加内

从以消除症状为中心的暗示方式，到转而对付被认为是引起该症状的过去的体验，布罗耶改变了催眠疗法的重点。几乎是在同一时期，在巴黎，关注已经从意识中分离出来的潜意识并提出分离理论的加内，也研究出了有关解放与外伤性记忆相连接的“被束缚的情动”的技术。

D. 弗洛伊德和自由联想法

弗洛伊德

布罗耶的方法引起了人们的广泛注意。在他的援助之下跟随夏尔科学习催眠的弗洛伊德，回到维也纳热心参与协助布罗耶的治疗活动，并在歇斯底里的治疗方面开拓了全新的道路。曾叩响利埃伯之门的弗洛伊德在那里发现了人存在着一种隐藏于意识之中的极其顽强的精神过程，他对获知“患者明白但没有觉察到”的东西产生了浓厚的兴趣。

净化(katharsis)

他们认为，歇斯底里的症状是由于病人受到严重伤害的经验被压抑才发作的。本来与这种经验有关的精神性能量会上升到意识，但因受到压抑机制的阻碍，这种能量便转换成对身体神经的刺激，从而造成出现歇斯底里的各种症状。但在催眠过程中，如果将这种受到压抑的情动释放到正常的意识通路上，就没有必要依靠症状这一隐秘方式来散发能量了。

这一手法的特点在于从潜意识中去除了情动部分，所以被称为净化(katharsis)、宣泄等。他们的成果在两人合著的《歇斯底里的研究》(1895 年)中向世人公开。这是弗洛伊德随后众多的有关精神分析著作中的第一部论著。

自由联想

弗洛伊德还给催眠手法带来另一个重要变化。弗洛伊德在给一名为抑郁和主观武断所苦恼的青年妇女露茜实施催眠疗法时，无论如何都难以将她引导至净化(katharsis)法中必不可少的梦游状态的深处。过去弗洛伊德曾见过维尔内姆让病人在清醒状态下回想催眠中的经验的情形，这次他也照着将手放在女病人的额上，试着要她事无巨细地说出心中想的事情。结果，即使不依赖催眠也使她想出了与病因有关的重要经验。过去只是让病人说出与病因有直接关系的生活经验，而这次则只要是浮现在脑海中的事情都可以自由地说出来。这种具有划时代意义的做法十分有效，它被称为自由联想法，并被作为以后陆续进行的各种精神分析方法的基本手法。

压抑和抵抗

弗洛伊德最重要的发现是，弄明白了在忘却这一心理过程中起决定性作用的动机和抵抗是怎么回事。即使在催眠最深的梦游状态中也有无法回想起来的记忆，那是因为存在着一种妨碍与症状形成有关的过去重大的经验上升至意识的防御性力量，所以有必要削弱这种力量。在克服这种抵抗方面，自由联想法和梦的解析是有效的。他在研究中发现，对在患者同治疗者的关系中发展而成的梦境、空想乃至非合理的态度等加以解释，就能获得重要的信息资料。他特意把后一现象称为“转移”，对“转移”与抵抗力量的变化有着重要的关系方面特别加以注意。与仅仅考虑释放积压在心底能量的布罗耶不同，当直面这种防御性力量的时候，催眠就显得不那么重要了，所以随后，作为一种释放被压抑的记忆的手段，弗洛伊德致力于进行不用催眠的清醒状态下的分析研究。

作为保护功能的症状

在从自由联想法到精神分析的研究过程中，相对于外伤体验的压抑效果，弗洛伊德更把症状的目的性性格作为神经症的主要因素而加以重视。1926 年，弗洛伊德从根本上重新审视神经症理论，他强调，症状不单单是受压抑的本能努力的表现，还是一种对这种努力的防御结果，即避免焦虑的手段。他指出，这种症状发挥着对人类精神生活的保护功能，并认为为消除它而采用催眠方法是不合理的，就此弗洛伊德告别了催眠，开始了他的精神分析研究生涯。当时，有的歇斯底里病人虽利用催眠疗法治疗但还是复发了，不少人开始对催眠疗法失去信心。而弗洛伊德的发现对催眠疗法的衰落更是一个沉重的打击，一度兴旺的有关催眠的书籍出版热也籍此由盛而衰。

弗洛伊德的错误

大凡主张一种新的学说时，都是强调以往理论方法的缺陷、缺点，通过批判、抛弃来明确自己的学说。而这种批判有很多容易陷入偏见、夸张、极端化、误解和歪曲的泥潭，到最后，两者之间往往就是五十步笑一百步而已。创下辉煌研究业绩的弗洛伊德也未能逃脱这一命运。

陷入错误认识的原因有好几种，其中最主要的是，处于中心地位的催眠者积极地、权威性地发出暗示后，当事人就得处于接受的立场，无条件地听从，渐渐地无法动弹，主体活动受限制，失去自由之身，结果便陷于如同睡眠一般的状态中。这让人想起如今病人看病也是这样，在权威的、以医生为中心的治疗态度下，往往易采用自以为万能的、强制性的催眠诱导方式，而弗洛伊德也落入这个陷阱却并没有发觉自己的问题。催眠是让人失去主体机能，使之成为一种无防备、无抵抗的非意志性、机械性的存在——他的独断性的误解导致他得出了这个结论。

在提到催眠的时候，弗洛伊德总是片面强调其中最深的梦游状态，但实际上，催眠状态也包括不同的深度和自由活动性，其中有种极其浅显的恍惚状态，它同自由联想中的心理状态并无本质的区别，特别是情动性兴奋的联想同催眠状态中完全一样。因此有人批评说，弗洛伊德特意将两者严格区别开来，是出于他个人的目的，以便自圆其说。

3. 曙光期

A. 科学方法论的展开

催眠研究的衰落

对加内的分离说和弗罗伊德的潜意识理论持肯定态度的美国学者普林斯论述了人格的动力性构造，那时，忙着结合精神分析对人的认识深入研究的科学家们越发冷淡了对催眠的关心。另外，随着医学领域生理学、生化学方法的进步，比以往精神性治疗方法、催眠麻醉等效果好得多的各种治疗方法不断出现，催眠在医学上所占的地位便越发小了。

再加上那些所谓的舞台催眠师和业余的催眠术施行者为了表演效果引人注目，故弄玄虚，歪曲事实，进行夸大的宣传，使得本来就让人觉得神秘莫测的催眠术更显得不可捉摸，他们的活动成了人们对催眠进行批判和招致不信任感的土壤。在当时崇尚科学的风气中，科学工作者的研究涉及催眠被认为是不合适的。

催眠研究中的“陷阱”

在催眠研究的历史上，同初创期相比，争论期中几乎看不到有什么进步，大家只停留在纠正错误见解的争论上。之所以给人有这样的感觉，主要原因在于研究方法上存在着问题。首先，心理现象具有非物质的性质，研究者易落入形而上学观念论的窠臼，特别是催眠现象，因其具有非日常性的特点，更易让人给它裹上神秘的面纱。第二，催眠常与临床性经验结合在一起，是用来为患者治病的。这两方面的特点，都容易让人疏于进行严密的科学思考和实验研究，即使是误入歧途的研究也能无所顾忌地要怎样就怎样。

克拉克·哈尔

克拉克·哈尔指出，过去误入歧途的研究者中大部分人没有受到过物理学、化学、生理学、解剖学等非心理科学的训练，他们中间几乎毫无例外地都对心理学实验技术和心理现象特有的“圈套”几乎或者完全不知道。他提出，要弥补这种研究方法上的不足，进行统制实验是重要的，他还强调了对具备了萌芽条件和没有具备这一条件两种情况进行比较研究的重要性。随后克拉克·哈尔便展开了他的被称为新行动主义的广泛的理论研究，当时他已初露锋芒，赋予催眠以明显的被暗示性的特征，以独特的形式建立催眠的心理学体系，亲自倡导催眠研究的“文艺复兴”(Renaissance)运动；在耶鲁大学他在其20名弟子的协助下熟练运用心理学方法，对有关暗示和催眠问题展开各种研究，他的著名论著《催眠和被暗示性》(1933年)汇集了他的这些研究成果。

心理科学的研究

与哈尔差不多同一时候，荣格也运用统制实验方法，对各种心理机能和运动能力进行细致的测定，随后艾森克和爱里克松等人也进行了同样的研究。就这样，催眠研究终于由受过精神科学，特别是心理学训练的科学家重新开始了新的研究。那个时候研究的特点是，对以往被夸张、被相信是超自然的出现于催眠过程中的运动能力增大、知觉变得敏锐和记忆力强化等异常现象或进行修正，或加以否定；逐渐让人明白，所有这些其实并不值得惊奇，研究者只是抓到了一般人都具备的功能的一个方面而已。也就是说，那是个催眠被揭开魔力的面纱，并被置于普通心理学的光照之下，让其露出真实面目的时期。当然，经过合理安排的统制实验在这方面发挥了十分重大的作用。

心理科学论的“陷阱”

哈尔的研究受世人的评价很高，被当作是现代催眠研究的先驱。但是，韦尔斯他们却把哈尔的研究成果批判为未成熟的催眠者留下的记录。他们指出了哈尔研究的不足：由于催眠技术尚不熟练的实验者仅仅采用公式化的手法，所以只能诱导出初步性的、浅显的催眠，而且他们往往忽视被催眠性的差异，不采取在众多的受验者当中挑选数名最好的催眠受验者进行实验的办法，亦即只是以得出的平均性结果来解释普通的催眠现象。这一批判即使在今天也是有意义的，特别是在拘泥于科学性之名，以方法为中心的研究中，难说不会犯先前夏尔科也犯过的错误。

对哈尔的批判

假如将受验者分成被暗示性较高的小组和较低的

小组，或者介于其中间的小组等，使得各个群体的特征明显表现出来，采用这个方法进行研究，哈尔无疑就能作出更大的贡献。正如笔者所批判过的那样(1959)，哈尔对等作用、异作用之类的被暗示性，作为强化及一般化等学习乃至练习的效果进行了说明，并对此从对暗示的自我防御和抵抗的力学等精神分析论方面进行了解释，但如果从笔者提出的课题努力说、体验治疗论(1988)方面来思考的话，就更容易理解。所以，具有浓厚机械观色彩的哈尔的见解未必说得上是准确妥当的。

B. 自我催眠、自我治疗

爱弥尔·奎尔

在同萨尔佩特利耶尔学派的争论告一段落后，利埃伯去见了年轻的药剂师爱弥尔·奎尔，向他传授催眠的技术。奎尔发现，光用药品没有效果，但如果再加上清醒状态下的暗示的话，就会产生治疗效果。他总结出新的催眠方法，自称新南希学派，在自己家里开设了诊疗所。他彻底放弃恍惚(trance)，单就依靠清醒暗示，并称之为自我暗示。因为他相信，包括催眠暗示在内，所有的暗示从本质上来说，都只不过是自我暗示而已。

冯·福克特

与此同时，大脑生理学家奥斯卡·冯·福克特从1890年前后起，在柏林对催眠和睡眠的关系进行研究。他发现，对知识水平较高、评判能力较强的患者以自我暗示的方式施予同催眠相似的诱导暗示的话，经过一定程度的催眠练习之后，在一定时间里，他会自己进入与催眠相似的状态之中。在这种状态中，患者报告，他不仅能有效进行反省式的自我观察，而且还具有明显的自我恢复的效果。亦即每天进行数次这样的短时间的自我催眠的话，能减轻疲劳、紧张、头疼等感觉，整个人感受到心情舒畅、精神爽快，能积蓄体能，提高各方面的能力。这种自我暗示性的练习法被称为"精神预防性休息法"，在临床应用上取得很多成果。

舒尔茨

受到福克特这一成功的刺激，舒尔茨再次对催眠和暗示的可能性进行了研究。在催眠的过程中，印象和幻觉的体验是重要的特征，但这些体验，不仅是在催眠的过程中，在平时睡醒的时候是否也会出现呢？假如正常的清醒者仅依靠自我暗示也能体验幻觉的话，那又必须在什么条件下进行呢？舒尔茨对此作了研究。为此，他先试着进行催眠，当他让受验者寻求反省时，几乎所有受验者都报告有这样两种感觉，一是感觉四肢分外沉重，二是体内有一种温暖的感觉渐渐扩散开来。舒尔茨认为，产生这两种感觉的心理和生理条件，正是将人从正常的清醒状态带入催眠状态的本质性要素。通过自我暗示方式实现"沉重"和"温暖"这两种体验，开发出这一练习法的舒尔茨称其为清醒催眠，即随着获得"沉重"和"温暖"这两种感觉，人的身心得到系统化（systematic）的放松，人的有机体在心理和生理上重新得到调整，能自发地形成一种与催眠相同的状态。

沉重感和温暖感，随后再加上清凉感和呼吸节奏感等身体感觉，将这一系列自我暗示作为练习标准，再加上状况印象体验中的自我克服的特殊练习，形成体系后舒尔茨出版了一部《自律训练法》(1932 年)。随后，该书从欧美各国被介绍到日本，在日本出版了日译本及其配套的解说书，作为一种新型的心理治疗方法而受到关注。

舒尔茨等在美国的催眠研究者们虽然把这同催眠区别开来，但克雷奇默(Ernst Kretschmer)却把它当作催眠来看待，沉重感和温暖感之外再加上精神分析性的治疗手段，他称之为分割性能动催眠法，提出了一种新的心理治疗方法。

自我控制

笔者也将催眠和自律训练法置于同一视野，充分重视通过类似精神分析的洞察疗法、以学会课题行动为目标的行为疗法，以及更高层次的境界——为治疗上所必需、有效、有用的体验及其方式的练习课题，以及为了完成这些练习课题所必不可少的主体者的努力，将其作为一种激活、促进自我活动的治疗方法，实现“自我控制”理论和方法的体系化(1969 年)。这一体系是通过放松(relaxation)、冥想(meditation)、印象(image)、自我观察、心理练习(mental practice)、心理排演(mental rehearsal)等各阶段的练习，弥补不足的体验，均衡偏差的体验，积极提高治疗效果。近来俄罗斯心理治疗的主流，是采用以自律训练法为核心的暗示的自我治疗法，如果再加上克雷奇默和笔者的成果进行归纳整理，就可以看到，作为一种重要的新版催眠疗法——自我治疗法已经成形。

4. 研究展开期

A. 临床催眠研究的新见解

催眠研究的复兴

第一次世界大战为沉闷的催眠研究注入了新的活力。战争这种强烈的冲击使得各种极其异常的神经性症状频频发生，而治疗的最有效的手段无疑首推催眠疗法。特别是在催眠过程中采用类似精神分析的治疗方法，这种方法被称为催眠分析，取得了普通的精神分析无法企及的成果。加速这种倾向发展的是第二次世界大战。特别是在美国，许多年轻人患上这种症状，被称为战争神经症。以和平时期为前提的精神分析法对其治疗束手无策，而应用催眠方式的治疗方法则显示出非常明显的治疗效果。

PTSD

在越南战争期间，许多人诉说自己在战场上遭受了外伤性创伤之后，过了好多年精神和肉体仍处在不安稳状态，这种症状被称为“外伤后紧张性综合症”(PTSD)，即内心创伤后引起的精神障碍，被强暴后的妇女也同样会出现类似的症状。所以，人们开始觉得有必要制服它，于是又重新反思催眠的作用。在日本，关西大地震后也为同样的问题所困扰，开始关注脱胎于催眠的临床动作疗法的治疗效果。

B. 美国催眠研究的发展

青年研究人员的日趋活跃

哈尔之后的实验心理学的研究成果和第二次世界大战中催眠治疗取得的显著效果，特别在美国的一些从事牙科医学、精神医学和心理学的青年研究人员中间，引起了他们对催眠的极大兴趣，甚至于设立了“临床·实验催眠学会”(1949)。这个组织为了提高催眠研究的地位，使其被当作一个科学的重要领域而获得认可，在研究上坚持最高的标准，只有学过研究生院博士水平的教育课程，具有5年以上的临床乃至实验的经验，并公开发表过在该领域获得认可的论文的人才有资格获得会员资格。

学会、资格认定

经过这样的努力，催眠的实验性和临床性研究进展很快，在美国，精神医学会、牙科医学会都发表了肯定催眠研究的重要性、实用性的正式文件；许多医科大学和一些大学的心理学系都开设了有关催眠的课程和实习课时；在制定专家资格认定制度方面，医学和心理学学会提出了只有通过了更为严格的考试的人才能获得催眠专家资格的认定制度。

大学、研究所

这样，催眠研究得到了划时代的发展，实验性研究在哈佛大学、斯坦福大学、密歇根大学、纽约大学等全美许多大学开展起来。其中以哈佛大学心理学家们进行的理论性研究和斯坦福大学霍桑研究室的实验性研究贡献最为显著。霍桑研究室是由哈尔的弟子、在学习理论研究方面十分有名的希尔加德主持的，所以那里集中了全世界的研究人员，被称为是现代催眠研究的“麦加”。临床性研究也在一些大学和梅宁格、沃尔伯格、埃里克森、哈特菲尔德等许多医院、诊所、研究所不断获得成果。

国际催眠学会议

加拿大和美国在整体上催眠研究都很发达，而在巴西、阿根廷、智利等南美洲国家中，则主要在医学领域较多地开展临床研究。“索夫”一词意思是安全，所以他们又把催眠称为“索夫罗罗吉”。除了各国自己的研究机构之外，还建立了全南美国际催眠学会。在一度催眠研究十分兴旺的法国和英国，虽然没有像世界大战之后的美国那样活跃，暂时沉寂了一段时间，但随后以在瑞典的乌普萨拉创建国际催眠学会(1973 年)为契机，在欧洲各国相继建立各自催眠学会的同时，建立了欧洲国际催眠学会议，在实验、临床两个方面不断推进研究工作。

日本的催眠研究

在日本，在明治中期的哲学、心理学和医学领域，催眠研究受到很大的关注。前面提到，福来友吉的名著《催眠心理学》还得到了公开出版。但随后由于受欧美催眠研究衰落的影响，再加上发生了所谓念一下观音菩萨，照片上就能显现菩萨像的“念写事件”，福来因此还离开了东大，人们对催眠的兴趣便渐渐地淡薄了。第二次世界大战结束后不久，与在美国的复兴几乎同一时间，心理学、医学和牙科医学等方面的科学研究人员聚集在一起开始学会活动，创建了“催眠研究会”(1956年)，随后进一步发展为“日本催眠医学心理学会”，作为日本学术会议之一的学会发展到今天，它还确立了“催眠技士”的资格认定制度。

催眠的本质论

笔者应邀参加了纽约的第一届国际催眠学会议(1961年)，在“催眠的本质”专题讨论会上，笔者以经由印象实验进行的幻觉性体验的研究成果为依据，提出催眠的本质是由暗示产生的“冥想性注意力集中状态”这种变性意识的体验。这一论述引起与会者的共鸣。由于在这次会议上，笔者还发表了依据这一立场的临床经验，所以还获得了该国标准严格的“临床催眠”的资格证书。坐禅和瑜珈、“行”和“礼”等这些具有东方特色的思想在日本已为大家普遍接受，但随着时间的推移，在美国接受这一思想的人也会越来越多，人们会以新的观点来理解催眠。

2 章

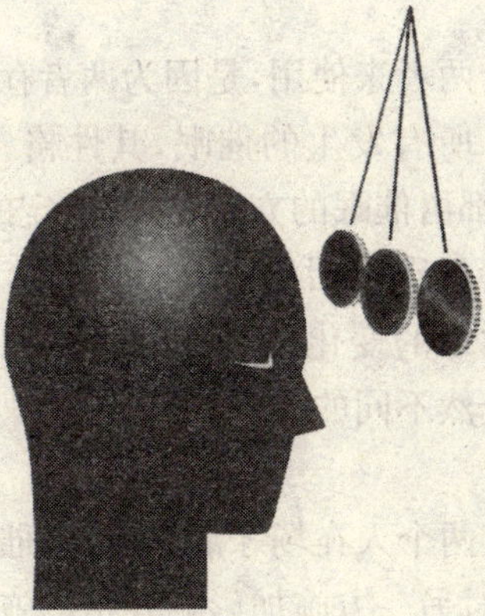

催眠是什么

1. 暗示和催眠

A. 催眠

催眠和催眠法

催眠这个词过去有两种含义。由于在日常生活中见到的是不常有的特异的催眠活动，所以，感觉那个人恐怕应该有着与普通人不同的比较特殊的身心状态，催眠的一种含义就是指这种状态；还有一种就是指引起这种状态的手段、方法。在本书中，把特殊的状态称为催眠或催眠状态，而把引起这种状态的方法称为催眠法，以示区别。

过去并不区分两者来使用，是因为两者存在着密不可分的相互关系。所有发生的催眠，其性格、特征或者现象，所有的一切都由催眠的方式、方法决定的，所以无法脱离方法来看待催眠。因此，同样是催眠，依据不同的方法就会出现微妙的变化，不仅如此，有的时候甚至会出现的现象是全然不同的另一种情形。

催眠者

催眠至少要有两个人在场才能完成，以催眠这一活动为目的，从一方对另一方施加影响开始。施加影响的人被称为催眠者、实验者、顾问（counselor）、治疗者

(therapist)等，而被施加影响的人则称作被催眠者、被实验者、受指导者、委托人(client)等。催眠者的工作方式称为催眠法或者催眠、催眠术等。通过催眠者的工作，被催眠者的身心活动出现催眠特有的变化的时候，我们称它为被催眠诱导、被催眠、已催眠等。

催眠场合

催眠者和被催眠者都以催眠为目标进行施加影响的活动和受施加影响活动的场合称为催眠场合，为保证催眠活动能顺利进行的条件，正如下面我们说到的那样，在催眠场合需要一种催眠特有的氛围、对话、信赖等人际关系，所以我们又把它叫作催眠关系。催眠者和被催眠者一般情况下不会是同一个人，也就是说是一个人对另一个人催眠，这被称为他人催眠。另外，多数情况下是对个别人进行催眠，但也有以多人为对象进行催眠的，这叫集体催眠。

自我催眠

在催眠的场合中，有时也会出现同一个人扮演两个角色的情况。自己为自己催眠，我们把它叫作自我催眠。在从方法上对催眠有所规定的美国和西欧国家，一般情况下，说到催眠就是限指他人催眠，而把自我催眠和催眠区别开来。而在日本则多数是不加区别的，也就是说催眠包括了他人催眠和自我催眠。因为从方法上来看，自我催眠时出现的催眠状态和被催眠者的体验是类似的。本书遵从国际通用的概念，说到催眠就是指他人催眠，在特别需要的地方，也会触及自我催眠。

B. 主角是被催眠者

被催眠者是机器人吗

一说起催眠，人们往往容易陷入这样的思维：催眠者单方面地对对方施加影响，发出暗示，或者施以催眠术，而被催眠者则一直处于被动、接受的地位。正如前面在介绍弗洛伊德的时候就知道的那样，被催眠者忌止只是处在被动接受，在不少人眼里，他甚至就是个丧失自己意识和意志，只是盲目机械地、不加评判地听从对方指挥的机器人而已。越是这样看待对方，在实际情况中，有时就越是难以完全达到催眠效果，而不管催眠者怎样积极努力，有不少人甚至连极简单的暗示也得不到回应。弗洛伊德就是这样一个催眠者。

暗示、催眠是被催眠者努力的结果

假如是一个有着完整人格的人，不管怎样成为被催眠者，都有可能发生丧失意志、丧失自我，盲从他人的情况。一般来说，当站在被催眠者的立场上时，他就会把暗示看做自己的课题加以接受，并主动积极地回应，努力循着暗示积极地行动。实现暗示的目标不过是他自身决定，并亲自去实行的努力活动的结果而已。

因此，如果不是他想做的事情，不管催眠者如何催促，都不会做好。好不容易作出的暗示，却由于忽视了他的情绪而中途被反弹回来，形成尴尬场面，而随后的暗示均是毫无起色。这种情况即使催眠者成了相当老练的高手后也会经常遇到。

对催眠者来说能做的只是辅助

由于被催眠者会按着催眠者的暗示行动，这看上去好像很有趣，于是催眠者便容易产生错觉，认为自己有着某种厉害的魔法，可以左右对方。催眠和暗示是学来的，不会一下子就掌握如此的神奇力量。当被催眠者照着暗示出现事先预料的情况时，就会以为是自己使他这样的，而把自己看得很高，让对方无条件地服从自己。而实际上并不是催眠者才使他这样的，而只是被催眠者自己这么做的。这时候，催眠者能做的，只能是如何使暗示和催眠这些并不一般的反应、行动变得容易做，通过辅导、建议等方式为被催眠者提供帮助。

2. 催眠的基本过程

A. 催眠现象的特征

催眠的特征是动作和印象

作为读者，你是否知道实际的催眠是怎样的一种情形呢？也许你从电视和舞台表演中见过，但也有人只是听说过却从没有看见过。让我在这里简单地介绍一下催眠具体要做些什么，并会发生怎样的情形，以便让你能够对暗示和催眠有个大概的了解。

催眠中最典型的是身体的活动即“动作”，和心中描绘的“印象”。“动作”有“身体可以随意地活动”和“变得不能动弹”之分，而印象中则有“浮上心头，呈现眼前”，那是“看上去就像现实地处在那儿一般”的现象。“动作”和“印象”都是脱离了本人的意志，自然或者随意地活动或呈现出来的。

两手活动、合拢

在图 1 · A 中，坐在椅子上的是受到催眠的人，称为被催眠者或者受验者，站在一边的是为对方催眠的人，被称为催眠者、实验者。受验者按照实验者“请两手合掌”的要求双手合掌，然后又听从“从原来的位置开始向两边拉开双手”的指示，向左右张开双手。

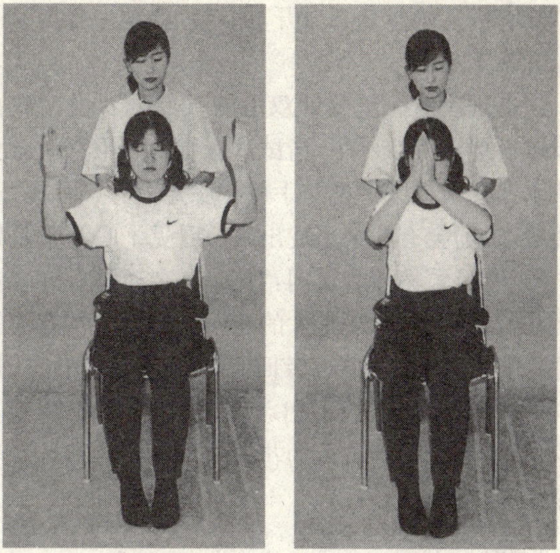

A　双手左右张开　　　　B　双手移动合拢

图 1　双手合掌暗示

接着，催眠者反复提醒："如果你注意一下自己双手手掌内侧的话，就会觉得尽管自己并不想动，但两只手还是相互移向对面，自然合拢。请仔细注意双手移动的感觉。好，动起来了。"于是受验者的手渐渐地开始移动，直至合掌如图 1・B 所示。

两手合拢无法分离

这时催眠者又说："合在一起的双手渐渐地感觉有劲，合掌的双手紧紧地合在了一起。你越是想拼命地分开它们，就越是粘得紧。好吧，请试着分开看看，是不是难以分开?"于是被催眠者用力想分开双手，但无论如何分不开它们。她越是想分开，那双手就越是合得紧。

看见了花朵

当催眠者对无法分开双手的被催眠者说："现在你可以轻松地分开双手了，请试试看"后，她果真自己分离了双手。让被催眠者把双手放在膝盖上，然后说："注意仔细看，眼前会有花朵呈现出来。看见了吗？"于是她回答："嗯，看见了。"接着再问："花是一朵还是有许多？是什么花？是小的花，还是大的花？什么颜色？有很好闻的香味吧？"对此，被催眠者回答："开了好多的花，是我从未见过的花，所以叫不出名字，但花看得很清楚。小小的，是镶着紫边的黄色的花。整个一大片都散发着很好闻的香味。"（图 2・A）

摘花

"好吧，试着把那花摘下吧。"于是，被催眠者便站起身，做出用右手触摸花朵的样子（图 2・B），然后又是把摘下的花弄成一束拿在左手上的动作（图 2・C）。当问道："摘下了许多花吗"时，被催眠者看着左手拿着的"花束"，并嗅着"花香"，感觉好像真的拿着花束。

以舒畅的心情睁开眼睛

"听到我'嗨'的一声信号后以十分舒畅的心情睁开眼睛吧。……嗨！"于是，被催眠者以豁然开朗的感觉"睁开了眼睛"。问她的感受如何，回答是："很爽快。"当这样清醒之后，询问她看见花朵时的体验时，被催眠者说："真的看见一大片鲜花，握着一把花的感觉和那很好闻的花香到现在还清晰地残留着。"

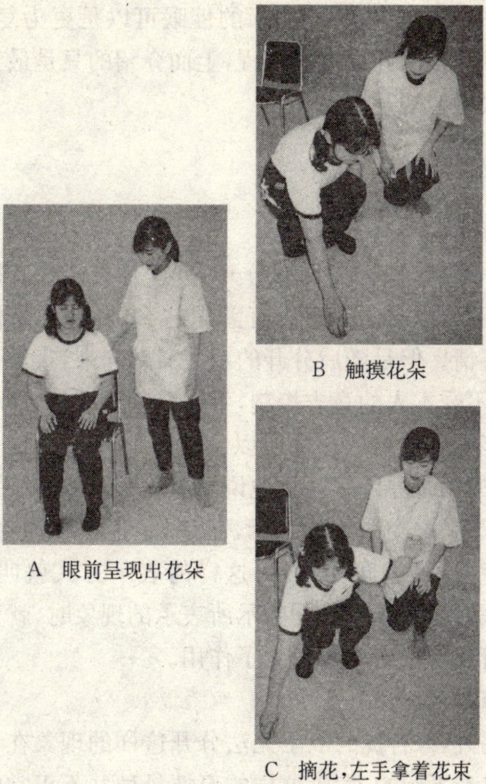

A 眼前呈现出花朵

B 触摸花朵

C 摘花，左手拿着花束

图 2 花的印象暗示

实际的情况更复杂、更微妙

被催眠者和催眠者之间的交流大致就是这个样子。当然，在双方的语言交流之间，为创造良好的催眠气氛，激起被催眠者的兴趣和配合的主动性，催眠者的细心投入也是必不可少的。因为还可以加入更为丰富的语言、声调和身体姿势，所以实际的催眠可以是更为复杂、微妙的相互作用和交流的过程，上面介绍的只是最为顺利的催眠场合的基本内容。

B. 暗示、催眠

暗示

一开始合掌，然后又分开它，这是被催眠者按着对方的指示，以自己的意志有意识这么做的，不是什么新奇的事情。但是随后分开的双手又动起来，直至合在一起，则不受本人的意志控制，手是自己活动的，这就不是一般能看到的情形。之所以会这样，催眠者的一句“手动了”的话是原因。而且他说的不是“请移动双手”、“请合上双手”之类明确的表示，而是如“正在移动着”、“正在合拢”这样的暗中指示，这样的表示方式就叫暗示。被催眠者身上出现如同暗示所表示的现象时，就称为对暗示有反应或者暗示发生了作用。

催眠的标准

另外，像合拢的双手无法分开这样的现象在一般生活中是看不到的，发生这样的事情是种并不正常的异常现象。对被催眠者本人来说，也非平常的意识，而是一种连自己都感到不可思议的被称作“变性意识”的特殊意识，所以处在这种状态下的人，我们称其为受到催眠、催眠发生作用或处在催眠状态等。不管是怎样的暗示，如果冷不防对一个普通人说：“手分不开了。”他果真如暗示的那样无法分开双手，这样的事情并不会出现。要实现催眠目标，事先的氛围创造和前期的准备工作是必不可少的。

催眠诱导暗示

这里重要的是“手动了”、“手合拢了”之类的暗示。在那个阶段，虽然被催眠者对暗示已有所反应，但还有着一定的意识和判断力，所以还不能说已被催眠，不过此时与平时的状态毕竟已有所不同。一面照顾到现场的气氛和被催眠者的情绪，一面用几个暗示来逐渐扩大这个“不同”，直至引入催眠状态。在这个过程中产生作用的就是“催眠诱导暗示”。

催眠暗示

像这样，当被催眠者差不多进入催眠状态的时候，催眠者所给予的“看见了花”这一暗示就是催眠暗示。在这里催眠者发出的也不是类似“请看花”这样明确的指示，而是因为花自然而然地会显现出来，所以给予的是“请注意凝视”这样的暗示。尽管催眠者对花的数量、大小、颜色和香味等内容不给予任何指示，但被催眠者却能一一回答出来。虽然催眠者还不清楚对方真实的体验是什么，是真的看见了还是仅仅是想象，但由于对方并不是思考了后口头上回答的，而是将看见了的东西照着说出来的，所以可以确定对方确实是“看见了”花朵。为了再次检验这点，又让被催眠者摘花，结果可知，对方以现实中真有的那种感觉去摘了。

觉醒暗示

另外，还有一种暗示虽然同催眠没有关系，但同催眠暗示有些相似，在日常生活中也常可以看到，我们把它们同催眠过程中的暗示区别开来，称其为觉醒暗示。

C. 暗示体验和催眠体验

成绩（performance）和体验

在暗示和催眠中，催眠者常依据被催眠者有哪些行为，能做到怎样的程度等这些表现在外部的行为，或者完成的水平的“成绩”（performance）来对催眠的效果进行评价，而实际上，这样的行为和实行程度如何，不外乎是因为其背后有着被催眠者本人如何接受暗示、如何感受它、带着什么样的意识、想做什么、如何考虑结果等等，这些内心深层的感觉、思维、想法、意识、意志等活动的缘故。如果不去理解这样的体验，只是看其外在的行动，就永远会觉得暗示和催眠是种奇迹、是无所不能的、是神秘的、令人渴慕的，或者视其为不可理解、具有欺骗性的、诈唬人的，因而对其抱以无视、嫌恶、拒绝的态度，那么，要真正理解它也就成了一句空话。

体验比成绩更重要

假如你明白了暗示、催眠场合的精神活动是怎么回事，你就能准确理解被催眠者为何会有这样的举动，会去实行暗示。当你理解了那个时刻、那个场合内心深处的精神活动，即体验具有与平常不同的特异性，你就会对暗示、催眠这种乍一看很异常、神秘的现象产生的原因感到十分正常而加以接受。受暗示的时候被催眠者的体验叫作暗示体验，而催眠以后的这种感受叫作催眠体验。接着，让我们循着实验者的体验去作一番探索吧。

动作暗示中的体验

首先，当暗示结束之后就有关手移动的体验询问被催眠者有何感受时，一般地他总会回答，这同自己的心情如何没有任何关系，就是“手不由自主地动起来了”、“不受控制地动了”之类的“自动感”和“手被拉开”、“两手互相被吸住”之类的“被动感”。如果接受明确的指示，以自己的意志来活动双手的话，就不会有这种自动感和被动感，而是自己的自主性运动，具有完全的“主动感”的活动。

不动暗示中的体验

另外，当询问双手无法分开时的体验时，我们明白那是一种伴有“两手粘住了分不开”、“想分开却格外粘得紧分不开”的“不动感”乃至“不能感”的感觉。

印象暗示中的体验

当一个人要回想某件事情时，一般地他总会在自己意志的控制之下在脑海中浮现出些什么来，而在催眠状态下，却能对“看见了花”这样的暗示做出回应，脱离自己的意志，自然而然地在面前显现出花的形象来。而对花的多少、大小、颜色、香味等在暗示中一点都没有触及，但听到询问时，被催眠者却能做出相应的回答，毫无疑问，那样的花一定已在他的心头上浮现出来。超越暗示范围的形状、颜色、香味等，尽管说起来与被催眠者本人毫无关系，但他的内心里还是形成了那样的花朵。

幻觉体验

还有，很清楚，一般说的印象，即使是浮现在心头，那也不过是自己主观描绘出来的，而并非真的是对某处一件物品的认知，亦即知觉。然而在这里，那个印象就不同于假象，而是体验到那物品真的实际存在于那个地方。印象具有现实感而误以为是知觉，我们把这叫作幻觉。催眠过程中的一个主要特征就是产生幻觉，这是它被看作异常现象的一个重要原因。这样一说，前面提到过的“无法分开”的暗示中有着真的难以分开的实际感受，也可以理解为是动作中的幻觉体验。

解除催眠中的体验

要从催眠状态回到平时的状态中来，就得说好“我发出‘嗨’的信号后你就醒来”，然后按约定的去做。以“嗨”为信号，被催眠者一下子从原先的状态中脱离出来，回到平时的态度和习惯中，我们把这叫作“从催眠中醒来”。而此前也不能特别说是睡着了，之所以会有从睡眠中醒来的感觉，也是因为回应了“醒来”这一催眠暗示的缘故。我们把这叫作接触催眠暗示，从睡眠中醒来的感觉比较容易获得，所以一般用的较多。

后催眠暗示中的体验

在做解除催眠暗示之后，发出“嗨”的信号之前，提出“轻松愉快地睁开眼睛”、“醒来后心情舒畅清爽”这样的暗示，解除催眠之后，被催眠者就会以“心情很好”、“很舒畅”来诉说自己的感觉，所以要尽量留意让这个暗示起作用。像这样“在解除催眠前一刻的催眠过程中暗示从催眠中醒来后的感受”就叫作后催眠暗示。

3章

暗示的结构

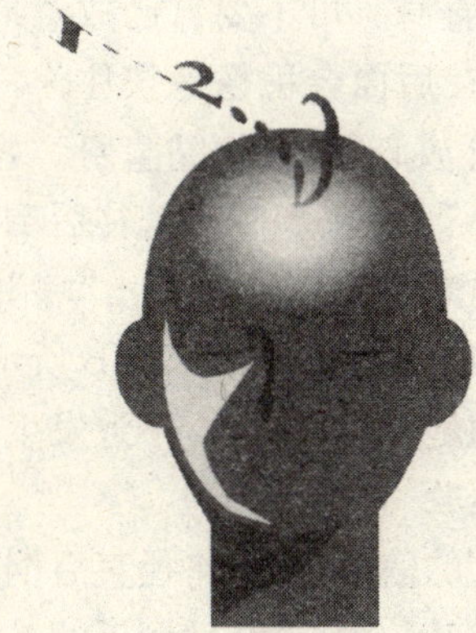

1. 暗示中的提示

A. 后倒暗示

后倒暗示一例

除了合掌暗示以外,后倒暗示也是催眠法中常用到的一个动作暗示。具体的做法各人有所不同,这里列举的是其中的一个。如图 3·A 所示,催眠者站立在被催眠者的身后,两手轻按在对方的双肩上,然后作出后倒暗示:“我数到三,然后‘嗨’一声,你就感觉仿佛自己在慢慢地往倒下去,然后一边留心自己是否真的有这样的感觉,一边轻松地站直身。可不要自己故意地往后倒!万一往后倒下了,我在后面会稳稳地扶住你,所以一点都没有危险。你尽管放心,轻松地站直身。好了,我数数了,一——二——三——嗨! 径直地往后倒下,对,可以看见你径直地倒下来。”当催眠者发出“嗨”的信号以后,被催眠者便会朝后倒下来,如图 3·B 所示,催眠者按照约定在后面稳稳地支撑住对方,不致发生危险。

后倒暗示中的体验

催眠者发出“嗨”的信号,然后将径直后倒的对方扶回原先站立状态,并询问:“是否往后倒了?”被催眠者很清楚自己确实倒下过。如果再问:“是不是经常这样子

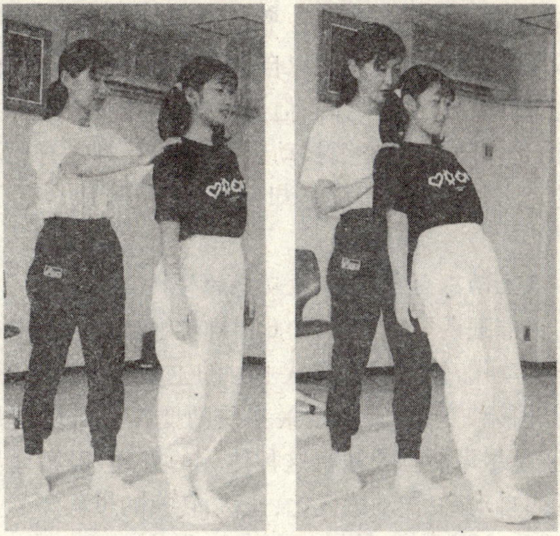

A 站立　　　　B 不由自主向后倒

图 3　后倒暗示

倒下过?"对方回答:"这还是第一次。"通常,在询问对方"倒下的时候有怎样的感觉"时,被催眠者就会像合掌暗示的时候一样,说伴有"不受自己的意志控制,身体不由自主地往后倒去"的"自动感",或者被身后牵拉的"被动感"。

自己做的动作却有自动感、被动感

不管是后倒实验,还是前面说的合掌实验,或者花之幻觉亦即幻视的场合,都一样,它们虽然都有暗示,但是催眠者都没有以物理上的力牵拉、推压,或者给予视觉刺激,毫无疑问,被催眠者倒下、双手活动、看见东西等，都是他自己的行为。在平时，这样子的倒下身子、移动双手等，当然是他本人以自己实际感受到乃至确信有的“主动感”发出的动作。但是在这里，则没有这种主动感，而是伴随着自动感、被动感，亦即自己并没有要那样做的意志，但实际上自己却倒下了身子，或合起了双手了。

从主动感向自动感、被动感的转换

在催眠诱导暗示中，如此由被催眠者自己做出这样那样的动作，体验的方式从平时的主动感向自动感、被动感迁移和变动、转换是最本质的变化。所谓催眠诱导，就是尽可能有效地将这种体验的方式，确实地从主动感向自动感、被动感变化、迁移、转换的过程。

B. 催眠暗示的结构

体验的转换是暗示的效果

那么为什么会发生这样的变化和转换呢？不管是合掌、幻视，还是后倒，都是一样，都是由给予的暗示引发的。那么暗示在这里究竟起着什么样的作用呢？

暗示是课题

当一个人进入被催眠者的角色的时候，他就承担起必须回应催眠者做出的暗示的责任。这个责任是指，回应催眠者以暗示这种形式向他提出的课题，并为问题的解决、目标的实现做相应的努力。暗示不仅仅是语言，还包括各种方式的提示，但最常见的还是语言。如果是明示，用语言表达意思，然后照着去完成、成就所指示的就可以了。但在暗示中，所指示的内容就不明确。特别是旨在将受验者引入催眠状态的暗示，其特点是，不仅含糊不清，而且内容上都缺乏内在的联系，缺乏合理性。但那是课题，就得去实现，去完成。就是不能完成，也要朝这个方向去作出一定的努力。那是作为被催眠者的人应该承担的责任。

暗示所具有的课题的多重性

在后倒暗示的课题中，"向后倒下"这一暗示对被催眠者来说，是个要求做出怎样的努力的课题呢？语言很简单，但实际上却包含着多重课题，要求做出如下的多种努力：

(1)"请往后倒下去。"

(2)"不能以主动感倒下。"

(3)"请以自动感、被动感倒下。"

(4)"倒下的时候我可以绝对保证你的安全，请放心地配合我完成后倒动作。"

同样，在合掌的暗示中有：

(1)"请将分开的双手移至合拢。"

(2)"不要以自己的意志做出动作。"

(3)"请以自然活动的感觉做出动作。"

(4)"有我的帮助，请放心做动作。"

在合掌不动的暗示中有：

(1)"不要分开双手。"

(2)"不要以自己的意志力合着双手。"

(3)"请以不分离的感觉合掌。"

(4)“请以无法分开的感觉脱开双手。”
(5)“有我帮着,就是分不开也没关系。”
在花朵幻视的暗示中有:
(1)“请想象花的样子。”
(2)“别指望用眼睛看到它。”
(3)“请感觉是自然地呈现在眼前的。”
(4)“带着现实感望着它。”
(5)“有我的帮助,请放心幻视。”

2. 课题努力

A. 带有特殊的动机

成为一个被催眠者的顾虑

不管是为配合实验而担任受验者，还是为寻求心理咨询和心理治疗的委托人，或者是为了自己的精神健康，为了提高创作、艺术和体育活动的能力，一个人能够站在被催眠者的立场上，便不是一件容易的事。一旦经历过了，也不觉得什么，有许多人会觉得是一次舒适、新鲜、或者有趣的体验，但如果是第一次的话，恐怕是会战战兢兢，带着十分紧张的心情进入催眠现场的吧。

对第一次体验的东西大凡都会带着不安和紧张的情绪，对暗示、催眠这些玩意儿，看着别人做已觉得奇妙、不可思议，乃至认为是一种异常的现象，何况自己亲自参与进去，就更不是一件简单的事了。说起催眠，会有什么样的体验？会发生些什么状况？自己会说出些什么话来？做出些什么举动来等等，这是个从未经历过、完全未知的事。在这过程中出现迷惘、紧张的心情，对参与其中感觉不安和嫌恶，对要做出努力产生抵制和抗拒的情绪，等等，这都是很正常的。当然，如果你不能忍受完全可以拒绝，但此时他实际上已放弃成为一个被催眠者了。

催眠场合的要求特性

将要进入催眠场合的被催眠者，就成了该在那里受到催眠的人。催眠者也把这当作理所当然的事来回应，而被催眠者本身也应该知道，自己是为了接受催眠才来这里的，理应对暗示做出努力。亦即要明白该像积极回应所提出的暗示那样，听从催眠场合对自己的要求。这种感觉被明确意识到了，他就既有可能配合，也有可能拒绝，但实际上这些并不是通过语言说出来的，而是作为一种氛围在现场让人感觉的，大家几乎没有意识到，但能够感觉这是来自催眠场合的要求，令人无法加以拒绝和反对，在潜意识中努力地应对暗示。像这种暗中感觉到的对自己的要求的场合特征，我们把它叫作"要求特性"。在催眠场合，暗示通常在受到提示以前，就可以感受到它的强烈的要求特性。

回应暗示的特殊的事前思想准备

面对这样的要求特性和必须针对未知、未曾经验过的催眠做出积极的课题努力，由于会出现平时难以遇见的焦虑和紧张，被置身其中的被催眠者的态度、精神状态就会容易变得非常倔强、特殊。不快感和嫌恶感越厉害，其抵制和防御的心理也越强，甚至会采取拒绝合作的态度。但说不定也会出现完全相反的情况，受验者会带着善意和好感接受，乐意做出积极的努力。既不一定因为消极而对暗示不作反应，也不一定因为积极而进展顺利。不管怎么说，在催眠场合由于强大的压力，被催眠者的心情会变得不平静，而以不同于平时的特殊情绪来面对暗示。

B. 为实现暗示所作的努力

迷失于暗示的多重课题

就是在这样精神紧张的催眠场合，被催眠者必须将提出的暗示当作课题来对待。但是，正如前面分析的那样，暗示要求的是多重的课题，而且，如果以日常的生活感觉来看，这些暗示都是脱离常轨的东西，既没有逻辑性，也不见合理性，并且相互之间还缺乏关联性，被催眠者对此不知所措也是理所当然的。

暗示要求做到当场将这些多重课题同时一鼓作气地实现、完成。而且因为有着严格的完成课题的要求，所以只能放弃平时惯用的批判性的、意识性的、合理性的、现实性的和客观性的解决问题的方式，而去摸索别的方式。被催眠者不必有个人的主见，只管“言听计从”地照着去做就是了。

迷失的尽头

在这个过程中自己到达的目的地，是个既没有合理性和逻辑性，也并非现实的，就这么原封不动、照单全收的主观性世界。在这里，可以得到一种能够一下子全部实现暗示所要求的多重课题的特殊体验。

之所以会觉得这是一种颠三倒四、毫无章法的方式，是因为我们是以平时的日常生活为标准来看待它，如果能够不受其拘束，带着虚心、忘我的思想，老老实实地照着暗示去实现的话，就是一种能够自然、顺利达到目的地的体验。因为不管哪个暗示，以催眠为目的的暗示都是为取得效果而事先设计好了的。

体验方式的转换

这种体验就像我们刚才所说的那样，是从现实世界向非现实世界，从只认可合理性、逻辑性的批判性态度向也认可、接受非合理性、非逻辑性的态度，从只承认客观事实和现象有价值的生活观念向承认主观的表现也是真实的观念的转变、转换。如果建立了这样的体验方式的话，看上去具有多重性的暗示的课题就能非常简单地获得实现。当然那是只在被催眠者心中实现的极其主观的、非现实性的体验。这是种只存在于体验中的实现，其结果就像旁人也可以看见的那样，他的身体往后倒下了，或者分开的双手渐渐地双向移动，合掌的双手分不开了，印象中的花变得就像真的客观存在于那里似的成了现实中的花朵。

体验转换的一种手段

就这样，通过催眠诱导暗示这种方法和与此相应的努力，在其终于从平日的体验方式中转换过来的时候，我们就说他进入了催眠状态。类似这样的对事物的认知和思维方式的改变，价值和生活观念的转换意识方式的变化等，并不全都非得依靠催眠不可。大抵上人在自己一生的各种经验和活动中，或多或少地会留下这样的体验，但一般来说谁都不会去留意它。依靠催眠暗示这种方法能够很容易地再现这种体验，这是催眠的一大特点。

3. 努力和体验

A. 努力的意识性

暗示中的课题努力

说起努力，一般通常会想到，这是在明确的意图之下，以清晰可意识到的强烈意志，去顽强地克服困难。但我们这里所说的努力就不单是依靠强有力的意志了。在极平常的日常生活当中，一个小小的变动或见闻，引起思考、回忆，忽然想要做成点什么，而最后他达到目的无非是因为他本人做出了要完成它的努力。做出要完成某件事的打算对他来说就是课题，能照着打算实现目标意味着他的课题努力有了结果。也就是说，一个人有什么精神活动的话，那是他努力的产物。通常认为，这种努力对他来说应该是被意识到的。按照一般的思维习惯，没有意识就不会出现努力，但是在实际生活中，人大部分的精神活动都是在不被意识到，或者不被清晰地意识到的情况下做出的努力。可以说，在努力的中间，只有极少的一部分是被意识到的。在日常生活中常能见到在不知不觉中做了什么，或者发觉的时候自己正在做着什么之类的情况。当然，除了意识和潜意识之外，其间还有各种意识性程度不一的“意识”，比如准意识、共意识、分离意识、下意识等等。它们都带有努力所具有的意识性特征。

暗示是潜意识努力的活性化

在催眠现场接受暗示的时候，自己做的事情却没有意识，若问是不是完全没有意识呢？也不是。而是做出了意识到在不听使唤地活动、面前呈现出了什么等这一类型的努力。由于它同平时的类型相差太大，所以一般人们不知道有这样的努力，也不会想到去做。只将普通类型的努力看作意识活动的人，把由与之不同类型的意识产生的努力看作是意识之外的东西，称之为潜意识、准意识，将其作为特异、异常的东西来对待，而弗洛伊德的潜意识理论更假定其为极其特殊的场合。从这些潜意识观念出发的话，暗示就成了是为了调动在平时的生活中难以体验到的潜意识努力，并将其活性化的课题。或者说，对于只能依靠平时的意识性做出努力的人而言，它是一种完全不同类型的努力方法，要体验一下如何做才能实现这一努力，那么它就是再好不过的方法了。

B. 努力与体验之间

努力是被体验的

当想做成什么的时候，就会去做这样的努力。这种状况以某种形式为其本人去体验。这里所说的体验是指现时现地为他本人所感受到的东西。它既有明确意识到的，也有不太确定但“觉察到它”的，还有“好像感觉到”、“感觉到”、“清楚地感觉到”等各种程度的差别，但这些都是指为他本人所感受、并上升到意识的东西。完全没有上升到意识，全然没有觉察，或者一点感觉也没有的也就不会获得体验。

与此相对，虽然是同一个人的活动，其努力也会根据不同的课题，有的上升为意识，有的不是，其活动是属于潜意识的。这种情况下的潜意识，因为是脱离了平时的意识范围的，其本人的努力就是一种扎扎实实的活动。

努力和体验是不一致的

人自出生，一生当中是经常不断地付出努力的，起着监控作用的是体验，所以体验原本同努力是一回事，在平时的生活中几乎也是如此。但在催眠的暗示中，虽然自己倒下了，体验到的却不是主动感，而是自动感和被动感。亦即努力和体验出现了不一致。这种不一致使得人将暗示和催眠看成是一种非常离奇的事情，从而冠之以可怕的、危险的、超现实的、神秘的等非同寻常的形容词。

4. 与暗示有关的误解

A. 催眠并非被动行为而是主动行为

对不想接受催眠的人发出暗示是徒劳的

在催眠和暗示中会出现平时不可见的自动感和被动感之类的特异现象，如动物磁性理论所认为的那样，把它看作是某种超常现象和超现实现象。正由于这个原因，人们易对此产生偏见和误解。

正如“施以催眠术”的说法那样，人们认为，催眠就是催眠者随随便便地向对方施以催眠术，用暗示随心所欲地摆布被催眠者。但实际上正如我们先前介绍的那样，所谓暗示，是被催眠者将其作为自己的课题加以接受，在为完成这个课题的努力过程中实现它。所以，不管如何了得的催眠者，对方无心配合，他是什么都做不成的。如果对方没有这个愿望，不努力回应暗示，自己并不想被催眠的话，暗示就无法实现。催眠者能做的，就是如何为被催眠者提供有效的帮助，仅此而已。

对毫无关系的人暗示不起作用

经常被问到的一个问题是，在当事人并不知情的情况下，能不能施以催眠术。比如对马路对面正在行走毫无关系的人，在这边能以运气、意念等方式使他止步不动，并让其体验幻觉吗？由于暗示是当事人自己做出课题努力才能发生作用的现象，所以，如果当事人完全没有意愿、全然不知状况的话，他既不明白课题，也不会作出努力。

暗示不是通心术(telepathy)

还有人问道，催眠术能不能像“通心术”那样，在当事人毫不知情的情况下，在远距离向他发出意念和电磁波。如果是相隔很远的两个地方，当然可以运用电话、电视等工具发出暗示，实际上已经有利用催眠进行无痛分娩和手术的例子。但意念这东西同这里所说的催眠暗示毫无关系。笔者无意在这里讨论意念是否能起作用，就是能起作用，它也不同于这里探讨的催眠，而完全是另外一种现象。

B. 旧时代的误解残余

前面我们说过，采用凝视法的布雷德把催眠比作睡眠，从而创造了“催眠”一词。它对集中注意力于凝视的对象起到了作用，同时还因为它易于引起睡意，带来类似睡眠的生理变化。而对其过于强调，导致暗示和催眠来自于脑和神经系统的生理性变化的说法的产生，还是造成即使到现在仍把催眠误解为半睡眠和准睡眠状态的原因。如果在完全不具备暗示的条件下，不管你凝视多久，就是睡着了，也不会出现暗示和催眠的现象。课题努力不是一般的努力，采用凝视法带来些许的睡意，此时发出暗示易于完成催眠特有的努力和体验，所以催眠诱导中的凝视法，其价值应该得到认可，但是，在催眠过程中出现脑电波的变化，与其说生理现象的发生是原因，更应该说特殊的课题努力和暗示、催眠体验是原因，其结果是引起脑、神经系统活动出现变化。在这里特别要注意的是，原因和结果不能混淆。

萨尔佩特利耶尔派的夏尔科他们把催眠的“不动”和特殊的“肌肉紧张”看作是强直性昏厥（catalepsy）而同歇斯底里“一视同仁”，更有人因为这种症状在动物身上也可见到而把它称为动物催眠。突然给予剧烈的刺激，或者使其陷于持续刺激的状态中，约束其身体的活动，动物会在一段时间里处于静止不动的状态。鸡、兔、猫等出现不动状态的情况我们经常看到，而对于狮子、豹之类的猛兽和鳄鱼、蜥蜴等各种各样的动物也有这样的报告。为什么会发生这样的现象未必清楚，或许可以从生理性起源上找到根源，解释明白。自从被夏尔科当作催眠的一种本质现象的强直性昏厥经实验证明是由易引起强直性昏厥的暗示产生的以来，到今天已就没有人认为强直性昏厥是由催眠带来的了。因此，被称作动物催眠的现象十分有趣，值得研究，但这同将其与人类的催眠视为同一现象是两码事。

4章

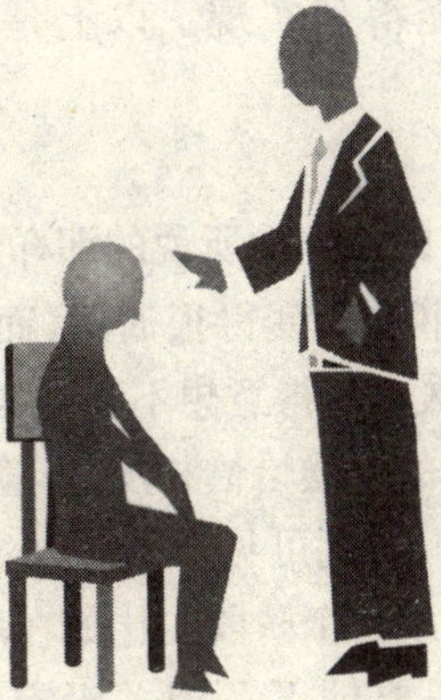

催眠法

1. 催眠暗示

A. 催眠的结果取决于暗示

暗示的实现

催眠中出现的现象都是由暗示引起的。没有暗示,任何类似催眠的现象就是发生了,也不能称它为催眠。这暗示是一种课题,它是不合常理的,它要求实现在平时的生活中决然不会发生的状况。处于被催眠者地位的人要将其作为自己的目标而努力去实现它。这一结果只有在通过他主观世界的潜意识努力获得的体验中方能得到实现。以上是对前面论述内容的一个总结。

被暗示性

正如我们在暗示的事例中所说的那样,如果暗示总是能够得到实现,那事情就变得很简单,而实际情况并不是这样。当然,一次便获得意想不到的成功的可能也并不是说没有。但有的时候恰恰相反,不管如何试验都一点反应也没有(0)。由此可见,对暗示的反应方面可以根据程度的不同分成几个阶段。比如在后倒暗示中,可以分成:“仿佛觉得要倒下”,但并没有实际的动作(1)、“有倒下的感觉”,并向后稍微动了一下,但马上停止或又回到原来位置(2)、“有倒下的感觉”,并明显地向后倒下,但却在完全倒下的临界反应前停止了(3)、“有倒下的感觉”,并超越临界反应而倒下身子(4)等,我们把这种对暗示的反应程度称为被暗示性。

被暗示性的递进

被暗示性不但每人各不相同,即使是同一个人也会因时因地发生变化。同一个暗示反复几次测试其反应,一般情况下,被暗示性会出现递进。另外,若对一个暗示反应良好以后,则对以前反应不太理想的其他暗示也会变得容易反应。我们把前者称为被暗示性的等作用递进,后者称为异作用递进。

被动的注意力集中

对暗示的课题努力用另一种说法来表达的话就是集中注意力。我们平时的现实性、意识性的注意属于来自主动感的主动积极的注意力集中,而非现实性、潜意识性的自动感、被动感的注意则属于被动的注意力集中。为使得暗示能顺利实现,就必须将集中的方式从主动注意转变为被动的注意。为此,创造对现实生活处之淡然的条件、营造宽松的氛围、有一个松弛紧张情绪的身心、造就一个易形成内向而不是外向气氛的场合等是十分重要的。

B. 走向催眠之路

催眠诱导

催眠虽然是由暗示引起的,但光有对暗示的反应并不能说已完全进入了催眠状态。引向催眠的是催眠诱导暗示。要实现“双手重合不分离”这一暗示，要促使其对某个暗示进行反复的课题努力，在对类似的几个暗示不断进行反应的过程中，被暗示性提高到与平时不同的程度。

判断是否完全进入了催眠状态，以在动作暗示中是否实现了“动不了”、“已无法……”等不动暗示为大致的标准。

当达到这个程度的时候，被暗示性会比先前明显递进，同一暗示实现的阶段不断上升，先前不能反应的比较难的暗示也变得容易实现了，等作用、异作用的被暗示性都一下子递进，从这个阶段开始便可称为进入催眠状态了。

催眠暗示

舞台上的催眠表演为的是追求演出效果，电视中的催眠节目追求的则是画面效果，为此它们总是尽可能地故弄玄虚，从而招致人们对催眠的误解和误用，阻碍了催眠的科学研究的发展。有鉴于此，今后有必要对此制定一定的规则。然而，正如我们后面要说到的那样，催眠在心理学的实验研究、心理治疗、精神医学、妇产科学、麻醉学、牙科学、体育运动、艺术、教育等各领域里正发挥着重要而有效的作用。为了在这些领域中充分发挥催眠的作用，一般地以达到我们这里所说的催眠的大致标准为前提，根据不同的目的，进行各种各样的暗示（催眠暗示）和催眠活动。

催眠过程中的被暗示性递进

催眠时并不是任何暗示都能顺利获得实现，因为在催眠暗示中既有易于实现的暗示，也有非常难以实现的暗示，其难易程度是各不相同的。即使暂时达到了催眠的标准，为实现较难的暗示，在这之前，还要再通过几个暗示反应来使其进入被暗示性持续递进的状态。

2. 催眠的一般性暗示和现象

A. 普通的暗示表

催眠暗示的选择

用于催眠的暗示并不是“对号入座”的，有的人对某些暗示比较擅长，而有的人经过研究认为另一些暗示更为有效。还有，早期经常使用的类似接触、摩擦、压迫某个身体部位皮肤的生理性刺激和仰卧在躺椅上以引起其睡意之类的方法现在已不再使用，因为催眠并不是由生理性条件引起的，而是暗示这一心理条件下的产物。另外，在舞台上和电视中以表演为目的的夸张、新奇、吸引眼球的暗示也应排除在外。那些玩意儿外表看上去似乎非常难，而实际上大都是催眠的极其初级的、属于动作和印象阶段的东西，不过是对基础性暗示应用加以夸张而已。

催眠暗示表的构成

这张催眠暗示表是以简明易懂的方式列出了一般常用的暗示，是催眠的基础性内容。在这张表中，如左端所示，被分成清醒暗示(催眠诱导暗示)、动作催眠、认知催眠、人格催眠、后催眠等五个阶段，各包含三至六个项目的暗示，与这些暗示相对应，随后显示的是前述五

催眠暗示表

暗示阶段	项目	反应程度 0	1	2	3	4
清醒暗示	闭眼	无反应	下垂感	眨眼	半闭眼	完全闭眼
	前、后倒	无反应	动摇感	微动	可以停止	倒下
	合掌	无反应	动感	微动	中途停止	合掌
	把手置于额上	无反应	动感	微动	中途停止	到达额上
	手在膝上滑行	无反应	动感	微动	中途停止	到达膝盖
动作催眠	闭眼不动	无反应	不动感	无努力	不能	积极性不动
	合掌不动	无反应	不动感	无努力	不能	积极性不动
	置于额上不动	无反应	不动感	无努力	不能	积极性不动
	膝盖不动	无反应	不动感	无努力	不能	积极性不动
	握手不动	无反应	不动感	无努力	不能	积极性不动
认知催眠	触觉	无反应	预想感	印象	伪幻觉	真性幻觉
	味觉	无反应	预想感	印象	伪幻觉	真性幻觉

（续表）

暗示阶段	项目	反应程度				
		0	1	2	3	4
认知催眠	嗅觉	无反应	预想感	印象	伪幻觉	真性幻觉
	听觉	无反应	预想感	印象	伪幻觉	真性幻觉
	视觉	无反应	预想感	印象	伪幻觉	真性幻觉
人格催眠	忘记年龄	无反应	忘却感	无答	忘却	健忘
	忘记姓名	无反应	忘却感	无答	忘却	健忘
	人格替代	无反应	他人感	他人名	他人态度	积极替代
	年龄退行	无反应	退行感	想象退行	退行态度	积极退行
后催眠	后催眠健忘	无反应	忘却感	无努力	部分健忘	完全健忘
	后催眠暗示	无反应	强迫感	意图再兴	部分完成	完全完成
	解催眠暗示	无反应	半觉醒	觉醒潜意识	觉醒	觉醒爽快

个阶段的反应程度。对某个人以该表中的一系列暗示进行提示，然后再用该表来检验他对这些暗示的反应，并用一条直线连接起来，他的被暗示性和易于催眠的被催眠性程度及特征就清楚地显示出来了。

B. 清醒暗示（催眠诱导暗示）

单纯的暗示

清醒暗示是在一般的意识状态下进行提示，让被催眠者了解暗示是什么，对暗示的反应又是怎么回事等。如果被催眠者出现不安和厌烦情绪，既可以就此停止，也可以相互轻松说笑，以营造一种“再来一下试试”的气氛或鼓起其重新投入其中的欲望，再次在这个阶段推进。在这个阶段可以让其凝视钟摆自然进入状态，也可以让他想象自己变成了一只鸟，伸展两手自然地做出鸟儿飞翔的样子开始投入其中等等，可以有好多种暗示方法，这里选择其中最有代表性的五种方法略加介绍。

凝视、闭眼

以端坐的姿势面壁，然后让其往上翻眼珠看位置在比其眼睛稍高处的固定的小小发光点，反复做出这样的暗示：“凝视片刻，让渐渐变得沉重的眼皮下垂，这时下垂的上眼帘便自然而然地闭上了。”对此的反应可以分成这样五种程度：(0)无反应；(1)虽感觉到眼皮沉重，但眼皮没有动静；(2)眨了眨眼，但随之便不再下垂或又回复原状；(3)眼皮下垂但只停留在半闭程度，不闭上；(4)完全闭上眼睛。

前、后倒

这部分内容我们在前面的“后倒暗示”中已介绍过。如果进行得不顺利的话，可以换用“站直以后身体前后摇晃”，或者“闭眼站直后自然地向前方倒下”等暗示。对此的反应可以分成这样五种程度：(0)无反应；(1)有倒下(摇晃)的感觉，但身体没有动；(2)稍微动了一下，但又停止了或回复原状；(3)倒下，但没有超过临界点；(4)如果没有催眠者的支持，他便会超过临界点向后一直倒下去。

合掌

即前面介绍的“合掌暗示”。对此的反应可以分为这样五种程度：(0)无反应；(1)感觉到张开的双臂在动，实际上没有动；(2)稍微动了一下，但立刻停止了或回复到原来位置；(3)双手的活动没有达到合掌的程度，而是张开着；(4)合掌。

手贴额

端坐在椅子上，搁在膝盖上的“一只手离开膝盖，上举到额头”。对这样的暗示可见如下几种反应：(0)无反应；(1)感觉到手上举，但没有动；(2)手离开了膝盖，但又回到原处；(3)手举到了半空，但没有到达额头；(4)手碰着了额头。

手在膝盖上滑行

端坐在椅子上，搁在膝盖上的“双手向前滑动，直至膝盖”。对这样的暗示可见如下几种反应：(0)无反应；(1)感觉到在滑动，但其实手没动；(2)手开始动了，但在中途停下了，或回到原来位置；(3)手滑动了，但没有到达膝盖；(4)手到达膝盖。

C. 动作催眠

成为催眠标准的暗示

动作暗示就其操纵动作这一点来看，与清醒暗示属于同一种类。只是其完成的结果是出现“不动”的反应，正如我们已经介绍过的那样，此时可以判断被催眠者已进入催眠状态。判断是否“不动”，首先看在说了“将手分开看看”后他能不能自己分开。如不能分开，催眠者可试着轻轻拉一下对方的不动部位，看其有没有被动抵抗的反应。当然，从哪儿开始才算进入催眠状态，其标准并不明确，但对“不动”却是谁都一眼就能清楚地判断出来，所以可以把它当作目标。为达到这个目标的持续过程就被称为催眠诱导暗示。催眠诱导并不是说不能立刻从动作暗示开始，但一般都是在顺利完成了几个清醒暗示之后才试着进行动作催眠的，这里介绍五种动作催眠状态。

闭眼不动

这是在前阶段的闭眼暗示中眼被闭上，接着发出类似“眼皮合拢，眼睛无论如何也睁不开”的暗示之后，再说一句“那么睁开看看”，让对方睁开眼睛。其结果可以分成这样几类：(0)什么异常变化也没有，能立刻睁开眼睛；(1)觉得像不能睁开眼睛，但再试一下立刻睁开了；(2)反复试着让其睁开，但还是没能睁开；(3)试着想睁开，但睁不开；(4)不但不睁开，反而用力将眼紧紧闭上。在(2)中的“结果还是没能睁开”的情况中，如果进一步询问的话，可发现存在着“因为反正是睁不开了”和“要睁的话还是能睁开的，但我不想睁开”这两种绝然相反的理由，结果出现都不想尝试睁开眼睛的有趣现象。

合掌不动

这也是在前阶段的合掌暗示中合掌的时候，接着发出“两手手掌紧紧合在一起不能分开了”这一暗示后，又以一句“试着分开”让对方做出尝试。如果不能分开，催眠者可轻轻拉一下他合拢的两手手掌，此时可见有被动性抵抗。此时的反应可分成如下几种：(0)无反应；(1)虽感觉不能分开，但试一下还是分开了；(2)反复催促，但还是不想分开；(3)试着想分开，但分不开；(4)不但不分开，反而两手合得更紧，并且还抵抗着不被外力分开。

手贴额不动

这是前阶段手贴额头的暗示中，当手举向额头时，在发出“将手贴紧额头不离开”的暗示后，再以一句“试着拿开”让对方做出尝试。如不能拿开，催眠者可用外力轻轻拉一下，此时可见有被动性抵抗。此时的反应可分成如下几种：(0)无反应；(1)有不能拿开的感觉，但再试一下便拿开了；(2)不管如何催促都不想尝试；(3)试着拿开，但拿不开；(4)不但不拿开，反而按住双手，抵抗外力。

手按膝不动、僵硬

在前阶段手在膝上滑行的暗示中，当手到达膝头时，催眠者说：“这手紧紧地贴在膝头上不能拿开了，”然后再让其拿开手，待确认其自己无法拿开后，再说：“这整条手臂紧张僵硬，怎么也松弛不下来。”然后轻轻地施加外力，以使他的肘部弯起，此时他的被动性抵抗可有以下几种情况出现：(0)无抵抗；(1)有微弱的抵抗，但很快松弛了；(2)有相当的抵抗，但最后松弛了；(3)有较强的抵抗，以对抗催眠者弯曲其手臂的力量；(4)整条手臂如木棒似的紧张僵硬，不理会外在的作用力。

手握拳不动、僵硬

让其注视手掌，轻轻握拳，然后发出暗示：“那只握拳的手的力量越来越大，紧紧握住的手变得无论如何也张不开了”、“请张开试试看”，在确定他确实张不开后，用外力尝试扳开其手指时的抵抗情况可有如下几种：(0)无抵抗；(1)有微弱的抵抗，但马上松弛了；(2)有相当的抵抗力，但结果还是松弛了；(3)抵抗外力，并握得更紧；(4)整个手掌紧紧握住，不理会外在的作用力。

D. 认知催眠

五种感官印象

对以不动为目标进行的催眠，如前阶段最后两个项目，有两种情况，一种是给予从不动到僵硬的暗示，另一种是将其引入印象的世界。说起认知，一般的就是指对现实的、客观的外界的认知，但在催眠当中，则不是外界，而是以作为非现实的、主观的内界认知的印象为对象的活动。它是排除了其他任何方法的仿效，为催眠独有的一种认知活动。印象与对外界的知觉一样，对应于人的五种感官，所以从形式上也可分为五个项目。大致说起来，像触觉、味觉等属于比较原始性的感觉对暗示容易做出反应，而像听觉、视觉等是比较精致的感觉，相应的就困难一些，但在实际当中，一旦进入催眠状态，五种感官差不多都容易显现出印象来。

还可用于清醒暗示

这些感官的印象本来并不用借助催眠，在一般的清醒状态下也能出现，而且，人们还把它们当作清醒暗示而应用于幻觉体验中，所以，这些印象的暗示常被原封不动地当作催眠诱导暗示来使用。利埃伯、弗洛伊德利用闭眼印象来导入自由联想法也是这个原因。

意识印象和潜意识印象

这里特别要注意的是，近来人们常说的印象是指“对什么留下印象”，这其实是以自己的意志在内心里描绘出来。即它是由主动感通过有意识的、意志性的努力创造出来的样子，所以决不会出现超越自己的描绘，在更高层次发展，并且是意想不到的形象来。

与此相对，在暗示中，由于是在面前自然“显现出来”的，不是由自己平时的意识和意志，而是意识之外的，即潜意识努力产生的印象，事先一点都不知道会出现什么，所以出现的东西连自己都感到不可思议。因此在做催眠暗示的时候，对被催眠者描绘的印象要清楚地识别哪些是意识努力的结果，哪些是潜意识努力的结果，这点很重要。

印象暗示

由于这方面的原则是不变的，所以在这里将暗示一一列出供参考。在触觉方面，有“手温暖”或者“冷”、“疼”、“滑腻”等；味觉方面，有“梅子的味儿，酸”、“水果的味儿，甜”、“盐的味儿，咸”等；在嗅觉方面，有“花的味儿”、“香水的味儿”、“好闻的味儿”、“讨厌的味儿”等；在听觉方面，有“能听见节拍器的声音”、“听见音乐声”、“听见喜爱的歌声”、“有人在说着什么”等；在视觉方面，有“看见花”、“母亲的照片”、“田园风光”、“某个人的家”、“学校”、“有人站在那里”等。暗示如果一开始就能说出具体的东西，便能顺利地进行下去，习惯了以后，即使暗示一般性的、抽象的东西，也能做出反应，以具体的形状显现出五种感官的印象来。

印象体验的样式

对这类暗示的反应，可以分成以下几种：(0)无反应，感觉不到什么；(1)仅仅有那样的感觉，但仔细留意又什么都没有；(2)在头脑中出现印象；(3)能像真的东西那样清楚地感觉到，但明白那不是真的；(4)真切地感觉到那是真的存在。如果要概括出这些体验样式的特征的话，那么(1)是预想感；(2)是明白那是自己描绘出来的想象，在此意义上的印象；(3)是伪幻觉；(4)是真性幻觉。

E. 人格催眠

通向非现实世界的适应活动

在这里，需要进行这样的体验：它不单单是幻觉体验，还要进入主观性的非现实世界中，并感觉到那里如同现实的世界一般；不单单是站在一旁观察那个世界，而且还要完全融入其中，身体和精神都忘我地投入进去，在积极适应这个世界的同时展开活动。

在这个阶段中的项目不管从哪个开始都可以，由于难度不同，所以可先从诸如忘记自己的年龄、忘记自己的姓名等比较轻松的项目开始，然后再从人格替代进一步向年龄退行、人格错乱等推进。

操作上的注意之处

由于那是看上去显得很奇怪的现象，与平时的意识世界迥然不同，而对被催眠者本人来说，就算是意识之外，甚至潜意识的世界，也仍然是他自身的活动，是一种隐含着它平时不能表达的情绪和愿望的现象，所以决不能在大庭广众面前抱着娱乐的目的来取乐玩弄，或者在有利害关系的人面前进行，它不是可以在公众面前进行的活动。它必须像心理咨询和心理治疗一样，完全从当事人的利益出发来进行。对活动过程中的细节内容，催眠者不但要注意保密，还要慎重对待。不然的话，不但背弃了给予合作的被催眠者对催眠者的善意和信任，而且还有可能给对方带来伤害、陷阱、甚至死亡的威胁。

忘却年龄

先询问被催眠者的年龄，在得到确认后告诉他："忘记了自己的年龄，想不起来了。"然后问他："你多大了？"对此对方会有如下的反应：(0)无反应；(1)觉得好像是忘记了，但还是想起来了；(2)不回答。其中含有"因为反正是想不起来”和“要想的话还是想得起来的，但不愿去想它”两种意思；(3)忘却。回答想不起来；(4)健忘。拼命地想但想不起来，感到奇怪、无奈。

忘却姓名

先询问被催眠者的姓名，在得到确认后告诉他：“忘记了自己的姓名想不起来了。”然后问他：“你叫什么名字？”其反应可分为：(0)无反应；(1)感觉是忘记了，但又想起来了；(2)不回答；(3)忘却；(4)健忘。

人格替代

在询问当事人是谁后，告诉他：“你现在已不是以前的你了，是谁呢？是你的班主任×老师。你现在成了×老师。”然后问他：“你是谁？”接着再问：“那学生(即被催眠者本人)在老师的眼里是个怎样的人？”此时会有如下几种反应：(0)无反应；(1)感觉像是×老师；(2)回答我是×；(3)不仅回答是×，而且在动作姿势、说话方式和其他举止、习惯等各方面都完全成了班主任×老师；(4)在前项的基础上，还要说：“那学生(被催眠者本人)……，是个……的人。”以老师的口气兴致勃勃地说着，让人感觉到要是真的×老师在也会这么说话的。

替代的人可以是班主任老师，也可以是朋友、邻居、父母、恋人、情敌、上司等，谁都可以选。这个暗示不太容易进行。

年龄退行

一般情况下，这是在“年龄忘却”顺利完成之后进行

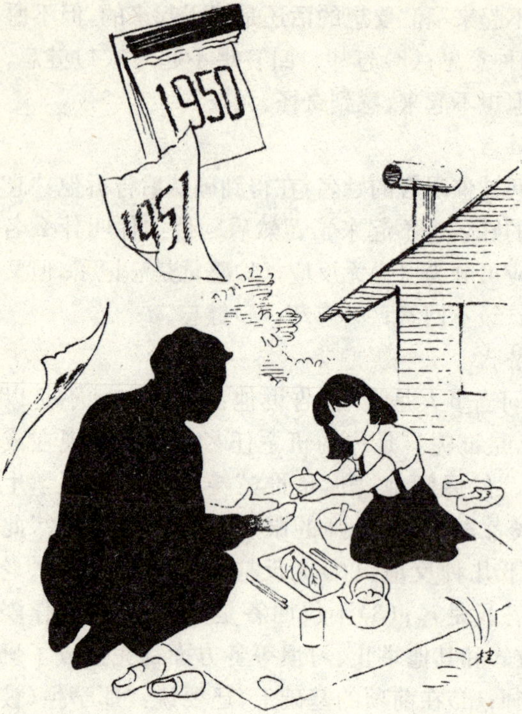

的，在做出了诸如“你渐渐地变回到过去的你，成了进小学以前，在读幼儿园的你。”之后询问：“你今年几岁了？正在做啥啊？在跟谁玩呢？你身边的人是谁？”等等。此时可见的反应有：(0)无反应；(1)感觉上成了幼儿，但仅是感觉上而已；(2)出现自以为成了幼儿的场面，但他自己却没有进入，如第三者在一边旁观；(3)具体说出自己正在玩过家家，有两个女孩一起在玩，身边的人是小Y等游戏场面，还为叫出已淡忘的朋友的名字而感到吃惊；(4)做出正在玩过家家的动作，表情、姿势都很幼稚，说话口气是孩子气的，举止动作也完全像个幼儿。

年龄退行不一定要退回到幼儿，也可以是小学入学的时候，逃学的时候，找工作的时候，恋爱的时候，发生了什么意外事件的时候，某一事故发生的瞬间，对某人惊恐惧怕的时候等等，对发生于人生当中任何一个时候的事情都可以进行暗示。

F. 后催眠

解催眠

到这里，我们就渐渐地要从催眠进入到为唤醒所作的解催眠，预先要说明的是，事先对从催眠觉醒后的行为进行的暗示叫后催眠暗示。这个暗示既可以做也可以不做，这里我们姑且当做来进行叙述。催眠时进行的各种暗示如果能够顺利进行的话，解催眠时就是不给任何暗示，清醒之后也不一定会忘记催眠过程中发生的事情，有不少人还记得全部情形。但就是全部记得的人，问他一下的话，有时也会不记得的。所以，在解催眠之前，对“发生在催眠过程中，但清醒后想不起来”的事情，再次给予暗示的叫后催眠健忘；对“从催眠中清醒后，稍给提醒便能自然地一一说出来”这样的暗示叫后催眠暗示，随后过渡至清醒的才叫解催眠暗示。另外，在后催眠暗示中，除了给予提醒便又重新做出些什么来之外，还会“从催眠中醒来后，感觉心境清新，情绪良好，身心俱感舒畅爽快，充满朝气”，但这通常被作为解催眠暗示的一部分，所以没有列在“催眠暗示表”中。

后催眠健忘

给予类似这样的暗示：“你马上要从催眠中醒来，醒来后，先前催眠过程中做的事情全都忘得一干二净，怎么也想不起来。”觉醒后，当询问它催眠中的事情时，其回答可以分成这样几种：(0)无反应。全都记得；(1)感觉好像是忘了，但还是想得起来；(2)无努力。不想去回忆，不知所措地沉默着；(3)部分健忘。做过的事情有一部分忘记了，一半以上想不起来了；(4)全部忘记了，一点都想不起来了。

后催眠暗示

比如先做类似这样的暗示：“从催眠中醒来后，以平时的感觉，不管是做什么的时候，当我用鞋子在地板上咚、咚、咚地噔三下，你就会觉得右脸颊痒，情不自禁地用左手去搔脸颊。”然后在以解催眠使其回到平时的意识和生活中之后的某个时刻，用脚在地板上蹬三下，看其反应，可有以下几种：(0)无反应；(1)强迫感。突然间出现一种不干些什么不行的情绪，但最后什么动作都没有；(2)意图再兴。出现脸颊痒的话就用左手去搔右脸颊的意图，但结果没有去搔；(3)部分实行。开始用左手去搔右脸颊，但又立刻停止了，问其原因，回答说是脸颊已经不痒了；(4)左手咯吱咯吱地搔脸颊，问是怎么回事，回答右脸颊痒得受不了。

解催眠暗示

“现在你正处在催眠当中，等一会儿醒的时候我数三，随着数数你的心情开朗并清醒起来。数到三之后，我‘嗨’的一声，你就一下子睁开眼睛，醒来后心情变得非常愉快、清爽。”在发出类似这样的暗示之后，就“一——二——三——”地发出信号，通常在“嗨”的一声后对方便睁开了眼睛，此时询问他“心情如何”，会有如下的几种反应：(0)无反应；不觉醒，仍处在催眠状态中；(1)半清醒。突然醒来了，但随即又迷糊了；(2)觉醒。眼睛睁开了，但还无法确定是否真的清醒了；(3)睁开眼睛完全清醒；(4)完全清醒，并且神清气爽。

3. 催眠者的帮助

A. 暗示的选择

暗示是无数的

表中列出的暗示项目是从一般比较常用的暗示中选择出来的，所以说并不是暗示的全部。同样的意思，并不是说不使用这些暗示就不是催眠了。在举出的这些暗示中，我都说“做出类似……的暗示”，意思就是说，暗示的格式不是固定的，只要表达出这一层意思就可以了。具体的用词可以由催眠者根据自己的需要灵活选择、创造使用。暗示是无数的，只要从中自由选择就可以了。

实现暗示的关键在于被催眠者自身

催眠时，对于催眠者来说，选择易于实现的暗示是十分重要的，但更重要的，是要以对方，亦即被催眠者容易理解、感觉有真实感、能积极地接受、并当作自己本身的课题进行努力的语言来做暗示。

B. 暗示的帮助

心灵互通(rapport)

对于被催眠者来说，暗示是件从未经验过的奇妙而神秘的事情，所以他会感觉不安，不知道如何是好，觉得可以依靠的就是催眠者了。不单是对暗示的内容，还有从说话声调的高低、用辞到说话时的表情、举止、态度等，他都会尽可能地把注意力集中在催眠者身上。所以，就是平时注意力会大范围分散的人，此时由于对象受到限定，范围狭窄，对周围的人和事都不再注意，而只是全神贯注地看着催眠者的一举一动。这便是心灵互通(rapport)，也可以说是一种极端的选择性、限制性人际关系，在这种场合，催眠者的一举手一投足都会极大地影响被催眠者。催眠者如果不注意到这点，就会对对方的行为产生意想不到的误解，让对方困惑，或者受到歪曲，伤害。

暗示不是强制的

处于这种状况之中，催眠者就容易过分相信自己，感觉自己无所不能，在对方面前有优越感，易于盛气凌人，采用强制性的态度。暗示的方式也会变得居高临下，以势压人，强制实现。被催眠者中间，既有喜欢这样的态度，并积极遵从的人，也有嫌恶、抵抗、拒绝的人。前者属于极少数，他们像机器人那样易做出极端的反应；但绝大多数的人属于后者，由于是怀着不快的情绪接受催眠，那种紧张和僵硬不单在催眠的过程当中，就是在清醒之后仍在持续，易于带来各种不良的影响。

主角是被催眠者

之所以希望做一个被催眠者，不仅是经历一次催眠过程，根本的目的还是怀着能得到心理治疗，为了健康，或者把它当作创作活动和体育运动的一个过程、手段。对此，我们就应该站在配角的立场上认真思考，给予什么样的暗示和催眠才能帮助实现他们的目的。

5 章

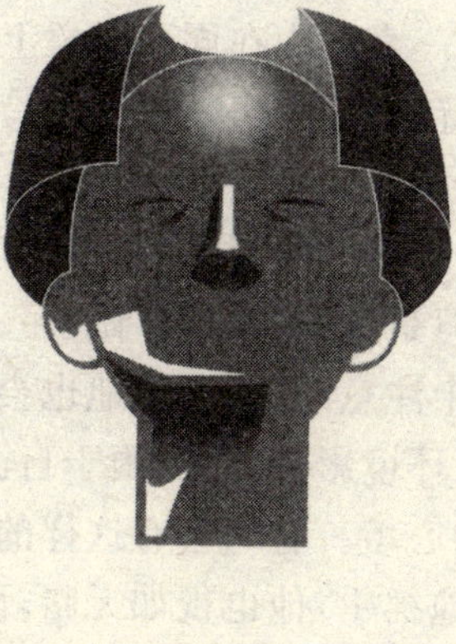

变性意识和恍惚

1. 催眠体验的基本特征

A. 注意集中的状态

注意和注意集中

不管是外界的事物还是内在的印象，以此为对象存之于心的就叫作“注意”。其形状、色彩、大小、属性、在哪里、从哪儿来、同自己的关系等等，任由个人兴趣一个一个地加以注意。

不断转移的注意虽然短暂，却是新鲜而活泼的。存之于心并不转移注意，长时间加以留意的情形叫作“注意集中”。只要有兴趣，就是长时间予以注意也仍然能保持新鲜感，但如果一直集中在同一对象上的话，注意就容易变质、褪色，行动变得迟缓，被动。

注意的状态化

所以，如果改变刺激，自己主动地转移，就又能回到新鲜的注意上了。但是，若是不这样做，而一直单纯地针对同一件事情集中注意的话，渐渐地也会安下心来，不再动摇，不为周围环境影响，而沉湎于自己的世界之中，形成一种独特的心境。有时会有这样的情景，在一个人的眼球前使劲地摇手，他也视如无睹，而是直直地盯着虚无的前方。这时在他的体验中，已不再是按自己

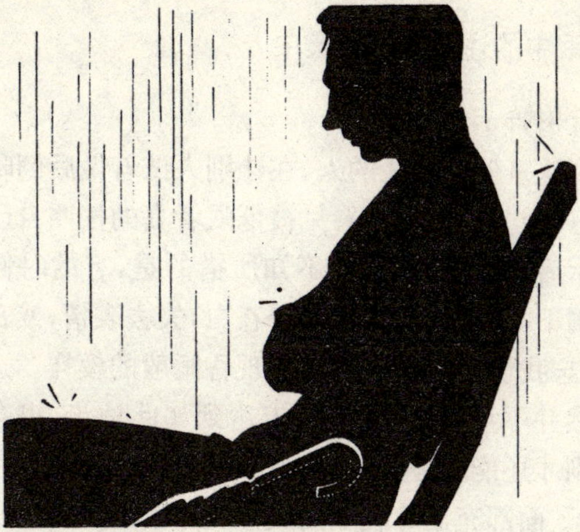

的意图注意或者集中注意了，而可以视作是出现了一种凝结了的“状态化”现象。

恍惚(trance)

这种心理状态过去把它称为“恍惚”(trance)，它是脱离了对日常生活的外界的关心而沉湎于内在世界，或者精神活动集中于某一件事情上。从外表来看似乎像在瞌睡，在发呆，易让人感觉到是处于恍惚、无我的境界中。这种意识状态常见于被音乐和美术所感动的时候，耽于思考的时候，沉迷于某样事物的时候，过于兴奋或者过于恼怒的时候，还有就是在宗教仪式、“神灵附体”、歇斯底里发作的时候，所有这些一般都称它为恍惚。

B. 催眠中的注意和注意集中

后倒暗示中的意外

刚从事催眠不久的人，在让别人试着做后倒暗示时令他感到吃惊的，除了看见被催眠者真的按照自己发出的暗示后倒之外，更令他不知所措的是，有的时候对方向后倒下时，面部一下子变得苍白，失去表情，或丧失意识，从忘我恍惚的状态转而呈现昏睡般的模样。这种情况虽然并不常见，但即使并未达到如此地步，也会出现诸如刚才还能应答自如，现在却没有回应了、脸色一下子变了、面部充血等轻度的类似现象。这种现象虽然会持续一段时间，但一般沉着应对，自然而然地就会恢复原先的清醒意识。如果催眠者对此显出惊慌失措的样子，被催眠者感觉到了也会惊恐不安，反而不易回复到清醒状态。

催眠的恍惚

想必你已经明白，这种反应就是恍惚。也就是说，由于在催眠过程中它常以典型的形态呈现出来，所以说起恍惚，常常就是指催眠本身，甚至有人说，催眠的本质性特征就在于恍惚。还有，就连诱导阶段的后倒暗示中也会出现那样的情况，那么在催眠暗示中，如前面介绍的任何一种暗示中都几乎是一样的，在反复使用同一种暗示或者先后使用几个不同的暗示的时候，更容易出现这样的状况。这被认为是意识性发生了变化，不同于平时的意识而形成了一种特有的状态，这种状态会随着难度较大的暗示的实现渐渐变深。

催眠暗示表是深度表吗

如果基于这样的说法，那么前面介绍的催眠暗示表中，在清醒暗示中渐渐进入恍惚，然后随着从动作催眠到认知催眠、人格催眠，即按照恍惚程度越来越深而构成的了。由此，把这个表的全部项目都试验一遍，将各个项目的反应程度都填入括号里，然后统计一下数字，那么就能测出这个人的催眠难易度，即被催眠性的程度。

2. 非恍惚的课题努力

A. 非恍惚的暗示反应

不会进入恍惚状态的人

一方面有些人会出现严重的恍惚现象，但另一方面，也有人在后倒暗示中，向后倒下的程度同别人完全一样，但其面部表情、动作举止、意识等却几乎看不出有什么变化，以同平时毫无二致的样子跟你对话，而且这种类型的人还相当的多。询问内省感受，对自动感、他动感的体验与别人一样，所以相应的意识变性也发生了，但并没有达到可视为恍惚的特别程度。

反复暗示的效果

对这样的人如果反复给予相同的暗示，或者重复多种暗示，其反应会变得愈发容易，但恍惚却并未相应地加深，还是一副玩味着自动感和他动感的样子，再无更进一步的状态出现。这么说起来，能进入前面说过的那种让人吃惊的恍惚状态的，差不多都是初次催眠经验者，此后，在反复经历了多次暗示后，恍惚反应便迅速减少，除了自动感和他动感以外，就是以同平时的意识毫无二致的样子来镇定地应对。

习惯了催眠体验之后

还有，这样的催眠活动重复了多次之后，不管是会出现极端的恍惚现象的人，还是其他一般的人，随着对催眠和暗示的熟悉，他们的回应也发生了变化。“今天好像没什么嘛。”对于这样的被催眠者，你这方不管如何卖力、给予暗示，他还是不显出一点反应来。在对话中，假如你问一下：“这下的感觉怎么样”，他又会说：“来，这边试试吧。”然后做出暗示时的姿势来，轻轻闭上眼睛作为信号，自己独自“一下进入了催眠状态”，一会儿又自己“一下从催眠中解脱”，并告诉你此时的体验。这样的情况并不少见。由此可见，被催眠者在对催眠习惯之后，他就能够自己独自轻易地进入和脱离潜意识状态，平时的意识之内的活动可以扩大至潜意识的范围。

解催眠后的实感体验

能进入恍惚状态的人就不要说了，就是不到这个程度的人，在经过了几个催眠暗示(3)至(4)程度的反应，顺利通过了催眠表的测验之后，如果询问他们解催眠之后的内省感觉，相同的回答便是：“一下睁开了眼睛”、“感觉到刚才自己是昏昏沉沉的”、“刚才一直是迷迷糊糊的，现在好了”等等，都是方才明白刚刚自己是处在同平时不同的意识状态之中。而且在发觉这点之前，对于自己处于一种特殊的意识、恍惚的状态的情况一点都没有感觉到。也就是说，在催眠的过程中，他并不知道自己正处于一种奇怪的、异常的心理状态中，而且自己是主动地以一种同日常行为毫无二致的心情来对各种暗示做出反应的。在这里，连发生在暗示反应时的自动感、他动感，对于被催眠者来说也并没有让他觉得奇怪和异常，而是极其自然地来应对的。

B. 变性意识和恍惚

脱离恍惚状态的暗示

现在我们知道，恍惚是一种极其特殊的意识状态，而催眠则可以看作是对其进行诱导、强化、加深的方法。当然催眠是有深浅程度的，一般认为，催眠程度越深，其异常、特殊或者奇怪、不可思议的现象也越容易出现。与此相对的是，近来有越来越多的人指出，对较难的暗示做出反应，同恍惚的深浅之间没有直接的关系。因为他们认为，在实现暗示的努力类型中，尽管它们都与意识性相关，但应该视其为同注意集中的状态化程度不同的另外一种情形。

暗示和变性意识

我们前面已经说过，暗示是课题，为实现暗示所作的努力与平时的意识不同，是在意识以外，即下意识、准意识、潜意识等这样的意识性之下进行的，具体地说，就是主动感让位于自动感、被动感来体验感受。要进行作为完成暗示的后援者的课题努力的话，就得借助于同平时相比已经变性的意识的支持，就这一点来说，必须承认催眠时是存在着变性意识的。然而，作为一种表现，为当事人所体验的自动感、被动感就是在没有丧失现实感觉的清醒状态下也能简单地出现。在说着"自己倒下去了”、“手腕动起来了”之类的话的同时，又会说“这是一种与平时不同的有趣的感受”，通过与平时的意识作比较，告知那是一种与平时不同的意识。也就是说，被催眠者虽然已处于变性意识中，但他并没有进入到非现实世界中去。

变性意识和恍惚

就像我们前面所举的例子那样，比如在后倒暗示中，仅一个暗示，被催眠者便陷入较深的恍惚之中，这样的情况尽管很少，但它说明催眠和恍惚并不是没有关系。但如果把这种特殊的例子当作一种典型，而把其他都看作尚未达到这一程度的不全催眠、不成熟恍惚，把所有的催眠都视为恍惚，只是深浅不同的话，就导致了误解。在这里我们不能把为促进、强化实现暗示的努力的“变性意识”，同对催眠场合出现的焦虑、恐惧做出的反应及其自我克服的“恍惚”混同起来，而应加以区别。

对“分离理论”的批判

自加内以来，把催眠当作恍惚的人提倡一种“分离理论”，其含义是，恍惚状态中的意识——当然那也是变性意识的一种——是从平时的清醒意识状态中“分离”出来的精神机能和精神活动，所以，就是同一个人两者之间也是没有关系的，记忆和人格都成了另外一个人，杰基尔和海德（英国作家斯蒂文森怪异小说中的两个具有双重人格的人物）就是两个典型。逆行性健忘症等也是个例子。但不管你说如何分离，它们总归还是属于同一个人的，心理学的实验也说明它们相互之间并不是没有关系的，只不过是其精神和愿望以不同的形式来表现而已。由此看来，与其看作分离，倒不如把它当作课题努力的方式的不同来认识更有助于对事实的理解。

6 章

催眠过程中的心理现象

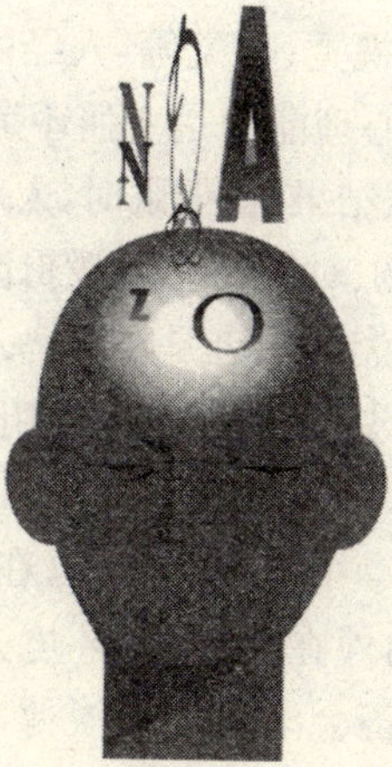

1. 催眠过程中能力会提高吗

A. 无暗示的情形

在催眠的恍惚中

说起催眠，人们就会觉得它是一种集中注意力，且是平时难以见到的稀奇的心理活动，会出现乍一看很觉奇妙、令人不可思议的心理性、戏剧性现象，所以，即使没有能特别提高能力的暗示，人们也容易相信，在催眠过程中，人的能力会得到全面的提升。

整体性地变低

催眠过程中，包括视觉、听觉等，人经由五官的认知以及记忆、思考等各种心理能力是变强还是变弱？对此，根据各种心理学的测试结果，在催眠时，人对来自外界的知觉刺激的认知，对事物、对象的记忆，逻辑性思考和判断，无论是正确性，还是敏锐性，或者是在理解、把握、反应、判断的程度和质量方面，同正常清醒的时候相比都变低了。

现实、客观的对应能力低下

正如我们在前一章中介绍的那样，在催眠时，意识发生变性，人对平常的外在、客观的环境去作现实性的关心和适应的心理准备会渐渐地变淡薄，而内在的、主观的活动则变得活跃起来，易于进入非现实世界，易于积极接受非逻辑性的现象。

B. 有能力增进暗示的情形

在一般的催眠暗示中

将在催眠中给予“能力有所增进”这一暗示时的情况，同正常清醒时的情况进行比较研究，一直以来就有许多的成果报告。比如在视觉方面对图形的正确度、辨别力，色彩的识别等，听觉方面对纯音的辨别，触觉方面对皮肤上两点的辨别能力等都做过多种试验，较多的结果报告是上升率为5%～30%。

特殊的上升例子

对一个班的学生进行实验，结果其中只有一名受验者特别突出，显示出较高的上升率，他不但被催眠性很高，而且对增进暗示也做出积极的反应。根据另外一项研究，对本来就易于被催眠的受验者经过几次诱导，便能保证进入很深的催眠状态，而且在慎重进行的能力增强暗示的实验中也发现，其能力增强到清醒时的将近两倍。也就是说，虽然能力是否获得增进，其结果要取决于受验者被催眠的难易程度、暗示发出和接受的方式以及测验题的种类等，但如果这些因素处于一个最好条件下的特殊场合的话，就会获得出乎意料的上升。

C. 记忆力的增强

记性变得好了

调查催眠时记性变化情况的实验有许多。对它们做个归纳，可以发现，记忆材料不同，效果也不一样。数字、字母、单纯的图形等这些没有含义和逻辑关联的材料，即使再怎么做增进暗示也没什么效果，而语言、绘画等一些有意义的材料，则根据其意义和受验者的接受方式、兴趣而获得记忆的增进。如果这些材料具有内在的逻辑联系，与某个场面有关，或者与当事人的情绪、兴趣、经验有关的话，其效果就会进一步增大。

记忆三功能

当我们记忆事物时，就会有将其记入内心的“铭记”、将其维持在内心的“保持”和将维持的事物再回想起来的“再生”等三个功能。研究一下催眠在这中间哪方面最有效果的话，就会发现，一开始“铭记”的时候注意力特别集中，或者产生兴趣，或者自己组织逻辑关联，再创造一种场面，编成故事，结果就很好。而在“保持”这段时间中，就要看如何度过了。做同一件事情，不如调剂心情，改做另一件事情，或心无旁骛地度过，或睡上一觉，在催眠时什么也不去想效果更好。最后在“再生”时，可将注意力集中于“铭记”时的状况，回想兴趣和逻辑关联，使其与场面和故事融为一体，这样的催眠暗示有益于增强记忆力。

记忆力测试的例子

有两个在接受催眠时印象做得很好的高中生同时参加一个记忆测试。他们在两个星期前的催眠中进行了全部记住一百件物品名字的“铭记”练习，但在后催眠暗示时则彻底将这些物品的名字忘记了。做这个实验的高中老师心想，一般的高中生能想起六十件物品的名字就不错了。果然一超过这个数字就立刻变得困难起来，结果他们没有一个能想出一百个来。后来两个人在轻微的催眠中想起了“铭记”的场面，循序“再生”单词，但第一位学生还是只能想出六十五个物品名字。见此情形，老师忽然做出了一个点头的动作，情况便有了转机，最后那个学生背完了所有一百个物品名称。而另一个学生一开始面部表情就出现了进入恍惚状态特有的样子，流畅地“再生”了一百件物品的名称。

再生的潜意识化

据说，前一个学生在背诵受阻以前都是以词汇来说出名称的，但随后便是根据印象的显现一个个回答的。后一个学生则一开始就显现了印象，其“再生”的一百个物品的名称完全按照“铭记”练习时的顺序毫无差错地背了出来。这里令人感兴趣的，一是半途词汇受阻，显现印象后继续完成，二是不是自己去回想，而是等着印象自然显现出来，然后一个个地去回答。

2. “负”暗示的情形

A. “没有”、“看不见”等暗示

语言和动作中的反应

在实际当中，尽管那个地方有人、有书，但当作出那儿没有人、看不见书的暗示之后，被催眠者就会照着暗示回答说没有、看不见，做出好像那儿真的没有人、没有书的动作来。

绕路而行

但真的是什么也没有、什么也看不见吗？又不是。比如实验者隔着一张桌子对站在对面的受验者说朝我这里走过来，一般情况下，他就会绕过这张照理看不见的桌子走过来。如果他真的是看不见桌子的话，应该觉得面前并没有桌子而直行、碰到桌子。但他没有，而是绕开桌子走过来。如果问他那里有桌子吗，他还是说没有。再问他，那为什么要兜圈子过来，他会有诸如“我就是想这么走”、“想从窗边明亮的地方走过来”、“就这么自然地走过来了，连自己都感到奇怪”等各种各样的回答。当事人虽然知道那儿有桌子，但在视觉上他仍然是看不见那里有桌子。

B. 无痛暗示

“不痛”暗示

用针刺或电击手指、手臂，或者用点燃的蜡烛烤，同时以“不痛”、“不烫”的暗示使其感觉不到疼痛和烫，这正是催眠实验的拿手之处。在这种无痛暗示中，有的受验者接受刺激的时候，嘴上在说“不痛”，脸上却在频频皱眉，呼吸混乱。还有，以皮肤电子反射（测谎器）的记录对出现于皮肤上的兴奋状况进行调查，受验者差不多都出现了反射。但你不管如何问他们，这些受验者总回答“感觉不到疼痛”。

究竟是痛还是不痛

从面部表情和皮肤电子反射这样的生理性测试来看，对刺激是有反应的，不会不痛，但当事人却用语言明确回答“不痛”，再经各种查验，他也确实是没有意识到痛觉，所以不能一口肯定应该是疼痛的。即使确实是有生理性反应，也不能说这一反应是现成的显示其“疼痛”感觉和意识的证据。因为那也许不过是在当时情形之下人的焦虑和期待，对刺激的习惯性兴奋和单纯的皮肤反射。是不是痛只是他如何感觉的一种心理性认知方面的体验，只要当事人这么说，这么感觉，就只能当他“不痛”了。

C. 健忘暗示

“忘记了”暗示

明明是实际经验过的，却把这件事情“忘得一干二净”，这样的暗示就是健忘暗示。将一件记忆过、学习过的事情暗示其“想不起来了”，然后再让其回忆，他会回答：“不知道”、“忘了”、“不明白”等。但是，一般情况下，如果再让他重新记忆、学习那件相同的事情，尽管他还是认为那是初次经验，但记忆和学习的成绩与第一次相比却要好得多。原因在于，即使意识上失去了记忆，但它仍然是现实中经验过的，所以并不会因暗示而完全消失。可以证明的是，在意识再生的阶段，其机能只不过是因暗示受到了抑制，在内心深处其实还原封不动地维持、保存着。

后催眠健忘暗示

前面介绍过的后催眠健忘暗示也是个很好的例子。在做出了“把催眠过程中的经验全部忘记掉”这一暗示后，再回到原先的清醒状态，问其催眠时发生的事情，他会回答“只是打了个瞌睡”、“一点都想不起来”、“忘得一干二净”等。然后同他随便地交谈，让他编故事、做些事情，此时，有的人就会原封不动地再现出催眠时的经验来，也有人只是想出一部分来，或者以象征性的形式改变自己的角色，投入其中。

3. 意识动机和潜意识动机

加法和减法的混同

并排写着两排数字，十个是黑笔写的字，另外十个是红笔写的字。在后催眠暗示中，要求受验者将“红字卡上的两个数字相加后口头回答”这一作业作为清醒后的一个课题。在做了后催眠健忘暗示之后，再以解催眠暗示让其醒来。清醒后在确定其肯定忘记了催眠中的作业后，告诉他，将黑字卡上的两个数字用大的减去小的并口头回答，然后进行测试。

在测试中，受验者便将红字卡和黑字卡混淆起来了。最典型的事例是，将黑字用减法、红字用加法这一加减运算不假思索地完全颠倒了。另一个典型事例是，不管是红的还是黑的，统统用减法来计算。在后者当中，也有人一见到红字卡稍一踌躇但旋即做了减法。如果全是黑字的话，只要做一下减法就可以了，而对于红卡字的出现，许多受验者是处于上述两种典型的中间状态，出现了各种各样十分有趣的反应。大致可以分成以下几种情况：有的见到红字卡便毫不犹豫地做了好几个加法，随后又像想起了什么似的，接下来都做起了减法；有的见到红字卡只做了一张加法，随后又像发觉了什么似的后面全做了减法；也有的对一开始出现的红字卡回答了加法的答案，但立刻又用减法的答案来纠正；还有的一见到红字卡便像想起了什么，踌躇了片刻，但还是报出了用减法做出的答案。其中也有人一开始见到红字卡时便显出吃惊的样子，随后茫然不知所措，最后中断了测试。

潜意识动机的“植入”

意欲完成在后催眠暗示中给予的课题（红字卡加法）这一动机是伴随着后催眠健忘的，所以并没有上升到解催眠后的意识高度，但其为完成课题的欲望和努力还一直持续着。这便是相对于清醒后的意识，植入了潜意识动机。像这种植入潜意识动机的“过程”无论是在实验中，还是在临床中都常被应用到，它也是催眠最为擅长的方法之一。在实验方面，较多的是有关了解潜意识的动机对有意识的记忆和行为所产生的影响有多大的调查；在临床方面，诸如对尿床的孩子说：“半夜睡觉时如要尿尿，就睁开眼睛”；提醒考生：“考试开始的铃声一响，就镇定下来，这样就能从容地完成考试”等这些属于后催眠暗示的有效性已为大家所熟知。

意识动机和潜意识动机的竞争

前面我们介绍的加减运算实验的目的，是想了解潜意识动机是以何种方式出现并对日常普通的意识动机产生影响的。本来，用黑字卡做“减法”是清醒后的基本动机，而这时候，红字卡做加法这一动机被无意识地激活了。如果两个动机都是意识性的，那么当事人只要有意识地进行比较、酌量，做出取舍就可以了。但这里一方没有上升到意识的高度，要进行有意识的选择就勉为其难了。意识水平有差距而又同时作用的话，两个动机之间就会互相干扰、纠缠，而有优势的一方便占上风。转向完全做红字卡加法的是潜意识动机以优势取胜，而一点也没有转向的则是潜意识动机的彻底失败。处于其中间位置的，是因红字卡出现，潜意识动机暂时性处于优势地位，答题作业出现迷惑，但随后又回到了意识动机占上风的情形。

4. 年龄退行

一般的年龄退行

年龄退行是催眠的一个重要现象，在第 4 章中我们向初学者作了极其简单的介绍。其实，年龄退行是一种非常有趣的现象，无论在实验上还是在临床方面，人们都作了各种探索和研究。让受验者忘记眼下的处境，丧失对时间、空间的判断力，回到过去某个年龄时段，在作了这样的暗示之后，受验者的言行举止、思维方式、还有其他的各种行为样式，都会回到被暗示的那个年龄或相近年份的状态之中。

退行的年龄是真的还是假的

当某个成年人退行到被指定的年龄时，他是真的回到了那个年龄，还是只不过是单纯地模仿？对此，根据标准化智能检查和性格测试、罗尔沙赫氏测验（Rorschach test）和“巴宾斯基脚趾反射”（该测试法以有效测验恐怖场面等人的行为方式、新生儿特有的反射运动而知名）等一系列测试结果说明，受验者确实是从现在的年龄明显地退行了，但是否正确地退行到指定的年龄了还有很多争议。从认为受验者本质上并没有真正回到那个年龄，到认为受验者的行为仅仅是一种“让成人看起来那个年龄的人应该有这样的举止言行”的推测而已，等等，观点结论分歧很大。由于各调查者实验时的催眠深度、变性意识程度和暗示方式的细致性、逼真性各不相同，要将研究放在一起进行评价显然缺乏科学性，但有一点是可以肯定的，那就是催眠程度和暗示方式越慎重、越值得信赖，就越能接近退行的真实年龄。

是过去经验的真实再现吗

在心理治疗上，像前面介绍过的弗洛伊德的患者安娜那样自然出现的年龄退行现象是经常可以看到的。经由更积极的暗示而退行到某个时期，尽可能细致地把握、理解正沉浸于那时情景中的当事人的心情和体验，这样的事例特别在精神分析等心理动力性治疗法中经常被应用。此时出现的退行场面，易被看作是过去发生的情景的重现，而其实就像同实验的场合一样，与其说那是当时的事实本身，不如说是表现了当事人在眼下这个时刻对当年历经事件的思想和看法，也就是说，是一种比怀旧和一般的追忆远远生动得多，恍如自己正置身于其中一般的现实感极强的体验。正因为那是现时现刻的想法和体验，所以说心理治疗的效果要比真的事实再现更好。

5. 印象

A. 印象的一般性理论

各种各样的印象

出现于内心的影像叫作印象。最常见的是对应于外界刺激的体验而出现的影像，叫作知觉影像。它伴随着这样一个信念，即对应于这一影像的实物是现实地存在于外界中的。没有外界的刺激而自我描绘出来的影像当中，依靠想象描绘过去的记忆和经验的影像，叫作记忆影像。这种影像具有再现过去某件事物和场面的现实感。没有外界的刺激，却浮现在心头的影像叫作心象或心理印象(mental image)，它不受外界刺激和过去经验的束缚，而以自由、随意的形态呈现出来。其中，知道这个影像并不是现实当中存在着的叫想象或空想，而确定无疑地相信这个影像是现实、客观地存在着的叫幻觉像。

心理印象(mental image)的两种形态

我们今天一说起印象(image)，一般就是指心理印象，本书随后也将这样使用这一词语。在这里必须明确区分的是心理印象具有两种形态，一种是在内心描绘某种影像，它是有意识、有意图地创造出来的，比如"在野兽的身体上安上一张人的脸"、"能在空中飞翔，又能潜

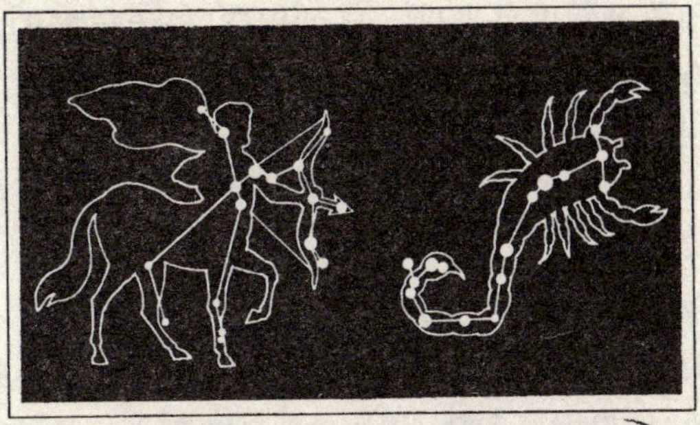

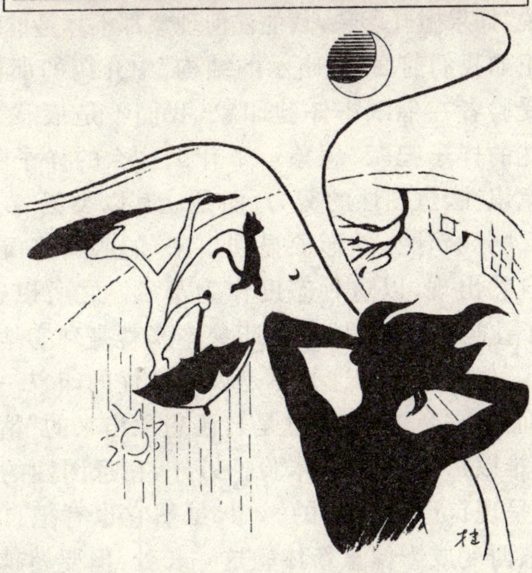

入海中的交通工具”等等。当然他明白那是自己自由、随意地描绘或创造出来的。与此相对，还有一种同自己的情绪没有关系，而是“对方无意地飞入自己的内心”、“自然而然地浮现在心头”、“一注意便看见了”的印象，这种印象虽然也是当事人自己创造、描绘出来的，但它还没有上升到意识的高度，只有其结果的作品才是上升到意识的产物。

B. 催眠过程中的印象

印象暗示

印象与动作一样，是催眠最富有特征的现象，可以这么说，如果撇开印象，其他任何现象都不算是催眠。

正如我们前面在“暗示的结构”中介绍的那样，为了让受验者在催眠中体验印象，我们不是依靠“想象一下花的样子吧”、“想象一下什么什么的样子吧”之类的意识性、意图性的努力，而是让其以类似“花呈现出来”、“什么什么的形象显现出来”的心情来等待印象的自然出现，以这种态度作为基础。之所以这样，是为了让当事人获得“这些印象本来就是现实地存在于那儿”似的体验。这并不是说意图性的印象一点都不行，而是它会被“那不过是自己想象出来的”情绪所束缚，难以形成幻觉性体验。另外，在意图性的印象中，只呈现自己有意图的影像，虽然它也有把自己企望的东西变成影像重新体验这一长处，但要超越它而使印象获得新的发展、发挥就比较困难了。与此相对，催眠中的印象则是随意出现的影像，只能望着、听着、品尝着它，而不能自己亲手干预它。显现的影像也许是意想不到的、超过预料的，也许是从未见闻过、从未思考过的东西。

潜意识努力

为使得印象显现出来,创造这个印象,并带给自己印象体验,毫无疑问,当事人必须做相应的努力。尽管它不是意识性、意图性的,但印象受到体验,必定是当事人的努力在没有出现于他意识中的意图推进下出现的结果,亦即它是处于潜意识、下意识水平上的印象努力的成果。换句话说,以非意识性、非意图性的印象为基础的催眠暗示可以成为激活潜意识性、非意图性精神活动的有效手段。

这里所说的潜意识性、非意图性与弗洛伊德说的特别的潜意识作用是两回事。它只是区于平时的由日常性意识和意图做出努力的方式,是一种属于平时看不见的类型的努力活动。

习惯于潜意识的意图性努力

由潜意识、非意图性的努力造成的印象,一开始只能听由对方“随心所欲”,自己这方无法干预。但随着印象经验的重复便开始习惯起来,渐渐地能听从自己的意图,对印象进行干涉,使其变形,或者把它同另外的印象融合、合成起来。这便意味着潜意识性、非意图性的努力已经到达一定的水平,能够依从新类型的潜意识意图来体验印象了。

C. 印象的自律性

印象能随意地变化

催眠过程中的幻觉性印象,从一开始,受验者并不是有意识、有意图地去看它，而是以一种会自然而然地在面前随意出现的心情等待着，所以，会出现什么、怎么出现，在意识上他是不清楚的。正因为是那样的印象，一次出现过的印象就不会老是以同一种形态出现而不变化。变化是毫无疑问的，但这种变化的方式和方向、内容等对于当事人来说并不在自己的意料之中。印象具有随心所欲、变化不断的特性，我们称其为印象的自律性。

受潜意识支配的变化

实际上创造印象，使其发生变化的正是体验这一印象的当事人。虽然没有上升到意识的高度，但却是他自己创造了它并使其发生变化，所有这些都是处于意识之下水平层面上的活动。这些创造、变化的活动虽然也是由着当事人的意图、欲望进行的，但由于是意识之下的活动，他当然不可能去有意识地明白它。不为当事人的意识所知，不为其意识所支配、控制，并通过意识之下的活动创造、变化的印象，在当事人的意识看来，就只能认识到它具有自律性。所以，这个印象能够表现不受意识干预的、在意识之下随心所欲的东西。

印象是心声的表现

印象不管它如何具有自律性，它本身并不随意活动，另外，即便是潜意识，它也没有自己的定律，归根到底还是一种遵循当事人的心境变化和意图进行的活动。这种意图只是采取了不同于普通的意识方式的形态，所以当事人对此并不是浑然不知。随着对这种印象表现的习惯，有意图地参与、干预这种潜意识活动也变得容易了，诸如"○○○的影像显现出来了"、"这个影像变成了×××的场面"、"我爸爸来到这现场了"等，都是某种程度上自己能够控制、操纵印象的表现。

D. 色彩心象的余留影像

知觉影像色彩的余留影像

把两张图画纸重叠在一起后放在受验者面前，然后再在上面放一张粘贴有用红纸剪成的圆形衬纸。在定睛对这个红色的圆看上片刻之后，一下抽去这张衬纸，目光不移动，凝望后面灰色的图画纸，会发现，在刚才有红色圆的位置上可以看见有一个绿色的圆。作为现实刺激，红色的圆让受验者体验了知觉影像，而随后出现的绿色圆则是红色圆知觉影像的余留影像。这个余留影像是与红色互为补色（这两种颜色相混就成了灰色）的绿色。如果一开始定睛看到的是绿色圆的话，抽去之后图画纸上就能见到补色红色的圆。

心象色彩的余留影像

不用现实的红纸，就只用两张灰色的图画纸，在让受验者体验前一张图画纸上有个红色圆的催眠印象后，在做出红色圆在眼前一下消失了的暗示的同时，取走这张图画纸，然后再测验受验者在看了背后那张灰色的图画纸时是否显现余留影像。一开始测验者一定会期待，要是能看见补色的话就有意思了。但实际的情况是，大多数的受验者若是给予红色催眠印象的话就说红色，对绿色的催眠印象就说绿色，也就是说出的都是同印象相同的颜色。其中也有几个人对催眠印象说出了补色余留影像。所有的受验者对色彩的补色关系、色彩余留影像方面的知识都是完全空白，所以他们不可能以事先了解的知识来造出印象。告知看见补色余留影像的受验者都是对催眠反应十分良好的人，都有过陷入被称为梦游催眠的深度恍惚之中的经验。

心象的同色余留影像和补色余留影像

与心象同色的余留影像，与其说它是余留影像倒不如说它是原先的印象没有消失而原封不动地地留下了，所以在实验程序上要考虑能尽快让原先的影像明显消失的方法。令人感兴趣的是，余留影像显现补色的情况。心象并没有来自外界的客观性刺激，只是受验者在主观性的内界中自我描绘出来的影像，但这个影像仍具有同现实物理性刺激引起的知觉影像相同的余留效果。以往人们总以为光线这种物理性刺激引起的视网膜生理性兴奋的余留效果会带来补色余留影像，如果将其同这里的实验结果合并起来思考的话，那么，与其说成是生理性余留效果，还不如把它看成是由物理性刺激—生理性兴奋引起的知觉影像这一认知性、精神性影像的余留效果，这样看成一个根源就更易解释明白。由此，我们也能够理解，催眠中的影像是由暗示创造出来的，其发端不在外界，作为认知性、精神性影像的余留效果，心象的补色余留影像也同样是心理现象。

E. 印象和主观性时间

客观性时间和印象时间

在梦境和印象的研究者中间，有人将印象中的时间性经过同客观性时间一致起来作为研究的前提。但实际情况是，印象是最具主观性的现象，同物理性、客观性的事物现象并无关系。比如有的人在事关生死的从高处坠落的极短暂的一刹那间，会在脑中走马灯似地极鲜明地闪现自己过去一生的人生画卷，有的人则体验过在长时间的手术麻醉中，觉得迷迷糊糊间望着的影像只发生在极短的时间里，像这样明明是短时间的事情却感觉经过了很长的时间，而很长的时间却感到很短暂的事例是很多的。

印象的时间因暗示而发生变化

有个实验是以"从一个大大的口袋中一个一个地取出土豆数数"这样的催眠印象来测定数一定数量的土豆所需要花费的时间，然后同实际从口袋中数出相同数量的土豆所花费的客观性时间进行比较。结果，既有花费与实际时间差不多的小组，也有在极短的时间里完成的小组和花了很长时间才好不容易数完的小组。这三个组之所以有差别，原因在于实施印象作业的暗示方式有差异性。

印象的时间歪曲法

利用这种印象时间和现实时间不对称的特点，进行各种时间歪曲的尝试，让其在实际生活中发挥作用的例子是很多的。比如在小提琴和钢琴的演奏中，一首曲子，即使是排练，也需要与实际演奏时间相同的练习时间，但如果在催眠印象中练习的话，即使是细致入微地严格要求，也能够在极短的时间里完成。惜时如金般地排练，在正式演出前夕的彩排等，催眠印象被当作有效的练习方式受到应用。还有，能够将长时间伴随痛苦的分娩过程和前面提到的手术时间变成短时间的快乐印象体验而不知不觉地度过的时间歪曲法也正在人们的研究之中。

F. 创造性激活

现实思考、印象思考

我们的日常生活，脱离了现实性、客观性就无法维持。对眼前现存的一切尽可能牢固地把握它，准确无误地认识、掌握它，结合实际情况进行正确的理解、判断，通过综合性的逻辑推理、思考等活动，方能很好地适应环境，共存于社会，享受生活。这种现实性、客观性和逻辑性的准则是不容受忽视的，不然的话，不仅会给个人、社会的适应带来困难，就连生物和物理意义上的生存都有可能受到危及。所以现实生活中，我们要将对事物的现实思考当作必然的前提，并加以规定、限制。与此相对应，印象的世界中就没有这样的束缚，而可以在非现实性、非逻辑性、主观性的世界中自由自在地展开思考。还有，在现实世界中是以受到公认的语言和公共性的抽象概念作为思考和交流的基础的，而印象思考相比于语言，更主要的是以非语言、具体的活生生的感觉和主观性体验为基础来进行思考的。

创造性因印象而被激活

创造的行为并不一定只有头脑聪明的人才能完成。能以超越日常性、常识性思维的方式思考问题的程度越强，其创造性就越高，也就是看他不受现实性、客观性、逻辑性的束缚、限制而让思想自由奔放达到怎样的程度。其结果就是新的思维方式、创造性思维的诞生，催生它的不是语言，而只有印象，即需要站在不同于以往的视点上。这个印象不依赖于过去的意识性思考，而是依靠从意识中自由解放出来的潜意识活动引起的思考，所以它更具有创造性。

发明、发现和印象

壁炉里飞溅的火花这一印象变成了蛇，受蛇咬着尾巴的样子的启发发现了苯环（benzene ring），凯库勒的事迹已是尽人皆知。大家都知道，有很多的新发明、新发现都是以突然或偶然出现的印象为基础的。当然，在这之前，致力于研究的凯库勒正绞尽脑汁地思考着"课题"，具有很强的问题意识的背景，因而他没有让蛇咬尾巴这一印象就此消失，而是将其同现实、客观、逻辑的世界里通用、认可的语言、记号和实物，比如苯环之类的再创造联系了起来，不然的话，那宝贵的印象也就只能被当作一种荒唐无稽的梦话而告终。

6. 反社会性行动

盲目服从论

处在催眠状态中的受验者丧失了自己的意志，而成了盲目服从实验者指挥的机器人，所以在暗示的操纵下，他既会伤害旁人，也会伤害自己，还有可能做出其他反社会的行为来。这种思想从梅斯梅尔时期一直持续到现在。各种实验的结果，造成了肯定这种思想和否定这种思想的两大派人，直到现在仍然没有获得令人信服的结论。

知其恶而不为

一旦当事人明白自己的行为属于反社会的行为或者伤害自己的行为、有害于别人的行为时，就是在催眠状态中，不管如何暗示、强制性令其实行，他也决不会唯唯诺诺地说一不二。亦即可以肯定，他决不会像丧失自己意志的机器人那样服从暗示行动。

比如走进一间有响尾蛇的房间里、将硫酸泼向别人的脸、偷看同屋朋友的信件、盗窃军队的机密文件等，在这类实验中受验者虽然是按着暗示行动的，但这是在受验者相信这只是在实验的场合中，并且肯定事先已采取了防止意外的措施的前提下进行的。

一个实在的问题

实际上，要让处于催眠状态的受验者接受、相信反社会行为和犯罪行为并不是为人所不耻的行为，是个非常棘手的问题。如果受验者相信那是被允许、甚至令人喜欢的社会性行为的话，他就一定会言听计从、甚至怀着欣喜的心情去积极地做那件事情。

在平时难以实行反社会性行为和过激行动，而在经过精心策划安排的暗示下意外地达到了目的，这样的事例不是没有。但经过仔细了解，有不少是被催眠者本来就有着与此相关的强烈情绪，如内心潜伏着易激起的暴力性兴奋、对性的强烈欲求、富于攻击性等，诸如此类的个人欲望和贪求在催眠的过程中受到发酵、强化，再经过强烈的暗示作用，最后终于付之实施。

也就是说，与实验者催眠相关的技术、受验者催眠状态的深浅程度、暗示的方法和内容、受验者自身的欲求和愿望，这几方面的条件凑巧合在一起，再加上对人和事物的认知出现偏差，场面把握不当，情绪兴奋，人的品质发生变化，对社会状况的认识受到歪曲，与此同时，当事人本来就潜伏着的反社会性倾向和情绪受到强化，而该行为对他来说正是求之不得的，并且社会的评价也很明确，此时，就存在着受验者去实施在别人看来属于反社会性的，但他本人却希望的行动。

奥姆真理教的情形

日本奥姆真理教的许多震惊世界的反社会性行为是由高智商水平的集团共同策划、实施的，而且，它有着同我们在前面介绍的被当作催眠状态一大问题而受到担心的“暗示”完全相同的机制，其异常激烈的反社会性行为很容易在宗教性的信仰、修行等形式中形成、发生。这点已得到了实际证明。

催眠者应该留意的问题

在最近的年轻人中间正出现这样的倾向，即由于对不合常理的、神秘的体验以及超常现象的憧憬和对非现实、非逻辑性思维的迷恋，许多人对催眠、暗示表现出很大的兴趣和关注。希望学习催眠技术并以此来进行指导和治疗活动的各位同仁，要充分认识这个危险性，抱着谦虚、慎重和科学的态度开展活动，注意避免招致各种误解和不当应用。

7 章

催眠过程中的生理现象

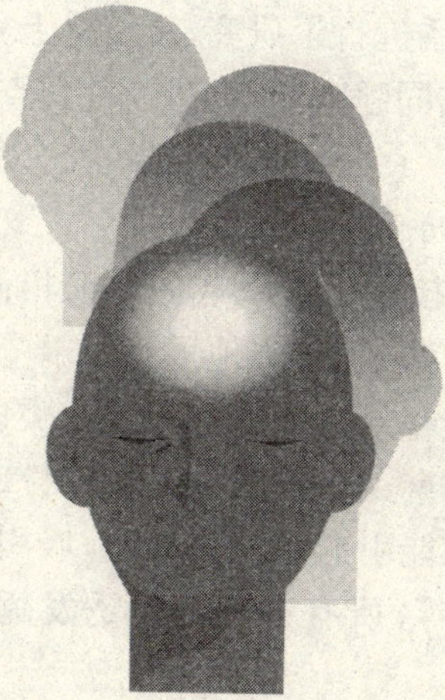

1. 催眠和睡眠

催眠是半睡眠吗

弗洛伊德用了个有睡眠含义的“hypno-”，把催眠称作为“hypnotism”，是因为他发现催眠有两个现象同睡眠相类似。直到现在，就如有的定义一开头就把催眠说成是“类似睡眠的一种身心状态，但能区别于睡眠”那样，长期来人们一直认为，催眠介于清醒和睡眠之间，即把它看成是一种半睡眠的状态。

从呼吸曲线、循环系统到脑电波、肌电图、皮肤电子反射测试，人们利用现代生物电子仪器，采用多种方法对催眠和睡眠的关系进行了研究，从结果上来看，有两种观点，一种认为它同睡眠相似，另一种观点认为两者毫无关系。

易引起睡意的暗示

其中认为催眠接近于睡眠或同睡眠相似的人，在使用诱导催眠的方法上，较多地采用要求受验者长时间集中注意于一个单纯的刺激和对象之类的凝视法，感觉自己的身体沉重、发暖、肌肉正在放松或“发困”、“正在睡去”这样的能引起睡意的暗示，吸引其注意静谧、安闲的场面等等，所有这些都是诱发睡意的催眠手段。

一切取决于暗示

虽然是在清醒状态，但随着在这种安静环境中逐渐向催眠状态过度，被催眠者会出现类似于浅睡眠状态的脑电波。当在这个催眠过程中给予让其想起些什么、同他交谈、做出某个催眠动作等课题时，其浅睡眠状态的脑电波立刻消失，又回到清醒状态。

但是，如果在出现浅睡眠的脑电波时再继续给予“发困”、“睡熟”、“沉沉入睡”等睡眠暗示的话，其脑电波便会更接近于处于睡眠状态的样子。但如采用暗示使其能够立即回到清醒状态，那么在这个过程中便不会出现深睡眠脑电波。

在被催眠者时不时出现深睡眠脑电波时，不管催眠者如何唤他都不会有反应，因为此时被催眠者已断绝了同催眠者的沟通（rapport），进入了完全的熟睡状态。

清醒状态的一种特殊形态

与此相对，催眠时不触及任何有关“瞌睡”的意思，一开始就进行交谈、连续给予印象、作业课题等进行催眠引导，此时，那种类似睡眠状态的脑电波也不出现了，而是清醒状态的脑电波伴随着催眠的进行。也就是说，前面的催眠之所以会出现类似睡眠的现象，是由于他们的催眠诱导利用了睡意，使用和经过了一个将其混同于睡眠的暗示和过程。而这里所介绍的使用活动性暗示的方法，则与类似于睡眠的情况不同，可以说是清醒状态的一种特殊形态。

2. 情动暗示的效果

A. 直接暗示

直接暗示和间接暗示

从催眠暗示的效果影响到生理现象这一角度来考虑，有必要将其大致分成两个部分。一是向受验者直接暗示某种现象增大或者减小，二是让其处于愉快或不愉快之类的感情、情动的状态之中，或者创设一个正在进行某项作业、干某件事情的场合等，对这种感情和和状态做出暗示时，作为一种间接性的次要效果，受验者身上会出现某些生理性的变化。在长长的研究催眠的历史中，主要面向生理研究的成果报告不可谓不多，但如何抓住本来就被视为心理现象的暗示和催眠同生理现象的关系，这一基本立场有不少人未必是明确的。下面，笔者以所掌握的可靠的比较性资料，向大家介绍几个显示催眠和暗示特征的生理现象和病理症状。

循环系统、心跳

有实验报告说明，“心跳变快，并渐渐地加快了”这一催眠过程中的直接暗示，可使正常状态下每分钟 78 跳的心跳上升到每分钟 135 跳，75 跳变成 120 跳。血压和脉搏的变化也能通过实验了解到。

出血斑(红斑)、口唇疱疹、皮肤水疱

当对某个部位的皮肤给予异常感觉的催眠暗示后，会出现红斑、口唇疱疹、皮肤水疱等症状，过去有许多的实验都证明了这一点。而且它不仅仅是外观上看得见，对病变组织进行切片检查的研究也说明该部位确实是发生了变化。这种现象在身体健康者的身上会发生，但更常见的原因在于，被选择的受验者往往是平时为歇斯底里性血管运动失调、皮肤属于特异体质或对疱疹、水疱的刺激感受性较强的人。

过敏反应、疣子消退

一些实验报告说明，蔷薇、猪草的花粉之类的刺激暗示，能引起支气管哮喘和过敏性皮肤反应。另外，疣、湿疣等与皮肤血管运动有关的疾病治疗，暗示的有效性也见诸于实验报告。其中还有通过暗示去除90%的例子。这些例子都有发病机理不明、而有自然治愈的倾向，不能说一定是催眠暗示发生的效果，而且为什么有效、如何产生效果的都不清楚，所以这里暂且先不下明确的结论。

B. 情动暗示

愉快、不愉快

催眠过程中的愉快情绪能减少水分、盐分、磷酸盐等的排泄，不愉快情绪能增加尿液的排泄，盐分、磷酸盐的排泄；愉快和不愉快的感觉可使得呼吸量出现增减30%～40%的变化；休息、幸福感、兴奋之类的暗示一般也能使呼吸量和肺活量发生变化。还有许多报告说明，同样的暗示还能使心跳、代谢功能、肠胃肌肉活动、胃酸、子宫收缩、血管运动等自律神经系统的活动发生变化。这也成了与身心相关的医学的基础。

恐怖、愤怒的暗示

暗示恐怖、愤怒、肠胃功能障碍等场面，可见胃液、胃酸、胃液素等的分泌相应地出现显著的变化。另外，同健康者相比，愤怒、恐怖的暗示可使神经性呕吐者的白血球、中性嗜好性细胞显著增加。

肉、糖的摄取暗示

给予吃肉的暗示，观察随后消化液的胃酸、胃液素、胰蛋白酶、蛋白等排泄状况，可见与实际食肉有着相似的过程。另外，在食用砂糖、蜂蜜的暗示下，有的人血糖水平也会上升。但对这个结果，赞成的人和反对的人各占其半。

野漆树引起的斑疹

日本的池见酉次郎等人对有关"在野漆树下走过就会引发斑疹"这一流传广泛的传言进行实地调查的实验在国际上也是有名的。将栗树叶挤压在处于催眠状态中的受验者皮肤上，接着再将汁液滴于其上，暗示这是野漆树的树叶。随后其皮肤便发痒、红肿、出水疱、结痂，直至脱落，整个过程同实际发作漆树斑疹的过程相同。与此相对，将真的野漆树叶挤压于受验者的皮肤上，将树叶的汁液涂于其上，并暗示这是栗树的树叶，受验者的皮肤未见有丝毫的变化，也没有生出漆树斑疹来。参加这一实验的高中生全都是有过漆树斑疹的经验的人。

3. 动作暗示

A. 肌肉紧张动作

强直性昏厥(catalepsy)

强直性昏厥是催眠中一个很有特征性的现象。比如像举起胳臂后一直保持这个姿势,如同蜡制偶人一般,长时间地持续保持别人要求的那个样子不变,便是其中一种现象。

要是让平时处于清醒状态的受验者这样做,他的胳臂一会儿就会因疲劳而摇晃、发颤,无法坚持下去。而在催眠状态中一般就很少摇晃,而且肌肉也不见疲劳,几乎不伴有累的感觉。这是因为清醒时的动作是受意识努力控制的,而催眠状态中的动作则是在潜意识的努力指挥之下的,所以在肌肉的紧张方式、注意力方向、全身肌肉紧张的分配和对动作的努力等方面,都不会有意识支配下的过度、徒劳和过度的紧张等感觉。

催眠麻痹

在"胳臂动不了了"这一暗示下,被催眠者不仅自己动不了胳臂,就是外力作用于它,也动弹不了这已变得僵硬的胳臂。这种现象过去曾被当作催眠的本质性特征。但实际上这并不是被催眠者的神经系统停止了活动或肌腱出了问题,而是他自己潜意识地使得那个部位紧张起来不能动弹，只不过是他自己并没有意识到在这么做。所以，相对于病态的"瘫痪"，把它看作"麻痹"更确切。当那胳臂动不了时，既可以对它施以外力让它活动，也可以一下子向那个部位发力使其不能动弹，或以"现在已经可以活动了"这一暗示使其轻松地摆动。所有这些都是受验者对暗示课题做出潜意识努力的结果。

B. 作业能力

单纯作业

用手指能提起几下铅锤，将手臂抬到水平位置能保持多长时间，在这些单纯的作业中，催眠状态中的成绩比清醒的时候要好。而且在催眠时若给予"变得有力了"、"能轻松地完成"、"再长的时间也没什么"之类的强化暗示，他的成绩也比没有暗示的时候要好。这也可以看作是暗示和潜意识努力的结果。

放松（relaxation）

一般认为，催眠状态中的作业能力要比平时清醒状态时差，但这是在无暗示的情况下，如果给予"能很好地完成作业"、"不累"、"能坚持住"之类的暗示，就能取得比清醒时更好的成绩。而且在这个时候，若能再给予"轻松地投入作业"、"如能放松自己，作业就能完成得更好"等松弛暗示，完成的作业量会进一步上升，正确度也能有所提高。

8 章

催眠的应用

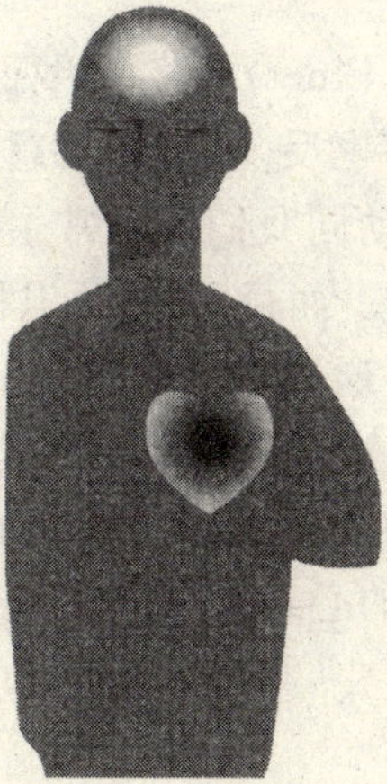

1. 心之科学

A. 催眠是正常的心理活动

催眠乍一看似乎有些异常，但它决不是病态的，而是完全正常的现象。它是一种在任何人身上，任何时候都能见到的精神活动，只不过是由于平时隐藏在其他日常活动的狭缝和皱褶里不为人注意而已。说起来，催眠是将人纤细入微的精神活动放大以后显露出来，所以，它成了人们开展旨在揭开人的微妙的精神活动及其规律性这一科学研究非常有效的方法。

意识、潜意识

正如比奈(Alfred Binet)和弗洛伊德从催眠研究构想出潜意识一样，本书也反复提出，潜意识这一与平时的意识不同的意识活动同我们的日常生活有着重要的关系，这是毫无疑问的。而且，虽然意识和潜意识之间，意识处于优势地位，但通过强化潜意识，两者相互之间既有竞争又有分离，将这个过程穿在一起，统一两者，把意识和潜意识放在一起进行扩大，就成了广泛、复杂的意识活动。对其具体的心理现象的实验性研究正在不断推进之中。

B. 催眠研究的特性

暗示、心灵互通

将直接和间接的暗示作为课题加以接受，并为其实现进行努力的过程以及处于这个努力过程中的“心灵互通”(rapport)这一特殊人际关系的作用等，向研究个人内在的努力活动与社会性活动的关系提供了重要的线索。

精神和肉体

精神活动的方式会给肉体带来什么样的影响？身体的机能又是如何同精神相关的？这类问题单靠意识水平是不够的，还得同潜意识合在一起进行实验性的研究才能解释清楚。突破与身心相关的医学的框框，催眠发挥作用的天地将更加广阔。

2. 心之健康

从医疗到保健

催眠正像我们在介绍其历史的时候所了解的那样，一直以来是把它看作治疗的工具来探讨其利用价值的，而现在，则不仅把它作为预防和治疗疾病这一消极面的手段，更在探讨在正常性的基础上充实它的功能，进一步发挥其潜在的能力，使其各种功能更加平衡、统一。人们正在致力于在更广泛的范围内探讨催眠的积极的应用途径，以提高它对人类健康的贡献度。

休闲、休养

当今时代因生活节奏加快，人的精神一直处于紧张状态而被称为紧张过剩的时代。作为一种应对的办法，休闲被认为是一种有效而且必需的精神松弛途径。但休闲放松该如何做才好，却很少有人提出具体而有效的方法来。催眠，正如人们所说的，其本质是让精神处于一种松弛的状态之中，能产生其他方法难以企及的修养效果，能使身心进入确实的弛缓状态中。所以，一般从催眠中醒来的人都有“不知不觉地打起了盹”、“是一次彻底的休息”、“感觉神清气爽”、“精神和肉体都有种新鲜感”之类的感受，而不太有精神紧张的感觉了。如果在催眠中再给予“可以更放松一些”、“怀着新鲜的感觉，

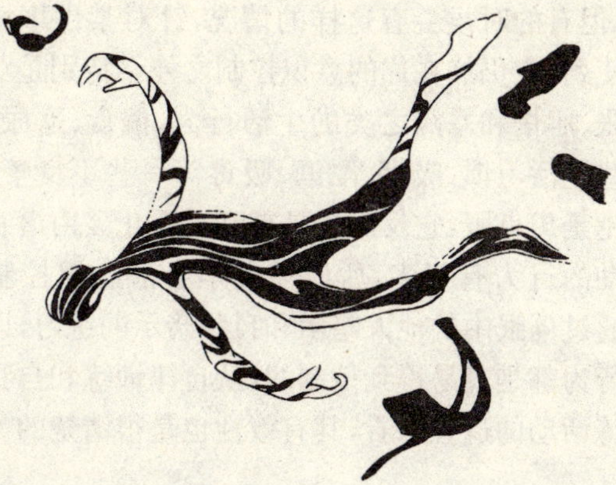

对细琐的事情便不再挂心”、“获得了充分地休息”之类的暗示的话，将更为有效。

自我恢复、自然治愈

在催眠的恍惚(trance)中，被催眠者处于离开紧张的日常生活，亦即受保护的状态之中，他可以暂时抛开平时的操心事，精神远离现实世界，而在非现实、非合理的世界里充分感受，自由地思考、行动，对那为日常生活中的挣扎、忍耐所偏离、歪曲或者扭曲的身心，进行松弛、消解、慰籍、反省等，促进自我恢复。另外，在安静的恍惚状态中，脑电波、α 波接近显示处于清醒和睡眠之间的 8 个周期，有着特殊的脑和神经活动，过度的紧张和扭曲更易恢复到原来的功能状态，在生理性方面其自然治愈力也得到了强化。

自我控制

日常生活中几乎所有的行为看上去都是受意识控

制的，但有的时候会有这样的情况，针对某件事情任你如何使劲，它仍然在你的意识控制之外。特别是对怯场和紧张、胆怯和暴躁之类的生活行为，偏食、遗尿、失眠等一些生活习惯，吸烟、酗酒、吸毒等一些不良嗜好，或许你越是想克服，它反而越是得到了强化。由潜意识动机驱动的行为有很多，所以需要学会潜意识控制的本事。通过催眠中的他人暗示和自我暗示的练习，以上所说的行为都是容易得到控制的，从自律训练和自我控制等训练活动的过程来看，其有效性也是很清楚的。

3. 教育催眠

A. 教育和催眠

日本教育催眠学会

在十几年以前，谁提出要把催眠引入教育，一定会受到强烈的反对。因为说起来催眠是使人失去意志，而让其说一不二地听从别人的指挥，同目标是自我独立的教育正好相反。其反对者大多是那些对催眠几乎一无所知，就是有些认识，也仅仅是看了以趣味为导向的电视和街头艺人表演的“催眠术”后所了解的程度，而其发言又具有较强影响力的人。尽管这样，到现在，“日本教育催眠学会”也已走过了三十年的历程。这是一个日本独有、而其他国家尚未涉及，将来的发展更值得期待的领域。而且其成员当中有很多人是教育经验丰富的专家，当过校长的人和学校顾问占了大多数，就从这一点来看，也可预料它的实用意义。

最大限度地发挥能力

教育十分注重事物的现实性、逻辑性、合理性、客观性等，并为此要求受教育者接受相关的训练，也就是说它最重视的是意识性活动。然而在人，特别是学生的实际生活中的活动和发展中，意识性活动仅仅是一个方面。通过脱离现实的想象(imagination)和游戏扩展对世界的认识,以不受逻辑性约束的自由空想和游戏方式进行的创造性活动,承认并接受不为合理性所囿的不合理现象和行为,不为客观性所束缚的主观性的真心体验,等等,亦即通过潜意识活动的强化、促进和意识、潜意识的统一、扩大,孩子们的潜在能力方可获得最大限度的发挥。

B. 人际关系

同学之间的关系

有一位老师在课外学习时间里,以全班学生为对象,开展"印象的练习"、"创造性开发"、"放松法"等活动,让学生体验极轻微的催眠感觉,而且还让他们一起交流和记录获得的印象。据说一些学生对印象体验中的收获很感兴趣,还在大家面前介绍,通过交流相互之间增进了了解,人际关系也变得融洽了。特别是像印象体验活动,由于是从对方发出的,自己没有责任,不管是什么影像都能接受,而且在大家面前介绍、表现出来也是件很有趣的事情,所以同学们每次都盼着开展这样的活动。

师生之间的关系

除了像上面介绍的全班性活动之外,据说还有另外一些比如为了放松情绪、为了提高体育训练效果、倾诉烦恼的咨询等场合使用催眠方法,这样双方便建立一种不同于一般的见面和交谈的人际关系,相互间的接触扩大到了潜意识范围，进而有了能够相互理解对方的感觉。

C. 学习指导

接受学习的态度

对一个中学实验班的全体学生发出诸如“今天的数学将比以往更易理解、更能学得有兴趣”、“感觉数学变得更易懂、更有趣、更让我有了学习的欲望”的暗示以后，这些学生的学习态度和积极性比对照的另一个班级的学生要高出很多。在放松和印象的练习中也有类似的效果。

经由印象的学习

在理科的“燃烧”一堂课中，对分子的运动等内容，在经过了由印象训练引发的自由思考后，一个月和六个月以后的测试中可知其对知识的掌握已非常牢固了。在数学课中，经由印象训练让其改变二等边三角形的大小和高度、旋转位置的体验对其后的学习有着十分显著的促进作用。另外，在画图、作诗的创作活动和关于写学校活动的作文中，应用印象训练，促进自由想象，催眠也有着很大的用武之地。

体育指导

据说，对不能越过跳箱的学生，运用印象训练让其练习从起跑到落地的跳跃场面是有效果的。还有报告称，跳高从助跑到着地、长跑从起跑到冲刺、游泳运动员的时间缩短、乒乓球运动员的挥拍姿势矫正，等等，催眠中的印象指导都是有效果的。

D. 生活指导、教育咨询

在方法上动脑筋

在生活指导和教育咨询方面，学校利用催眠方法时，最好不用催眠一词，不要进行过于标准的催眠诱导，而是以"不要紧张，试着放松看看"、"动一下胳臂，你的手就能随意地摆动啦"、"注意轻松地呼吸"、"在你面前会自然出现些什么，试着看看"等语言，采用能极自然地出现具体的体验的方法。一般经常使用的是感受性、共感性较强的放松、印象训练，有时也使用自律训练法。

焦虑、紧张

根据对初中二、三年级学生的测验，对有轻度焦虑症状的人，放松和安静暗示没有明显的效果，但焦虑症状显著，特别是有身体征候、对学习焦虑、人际关系焦虑、过敏等，经催眠治疗，其特有的倾向明显减轻，孤独和恐惧的倾向虽然没有消除，但也有了减少。

晕车

班级和年级组织修学旅行和参观旅行搭乘大巴士时，最让带队老师头疼的一件事就是有的学生晕车。许多报告说明，在轻微的催眠印象训练中，对大家期待的大巴士出发的情景、车厢里欢乐的气氛、与伙伴们的交谈、车窗外移动变化的美丽风景、还有到达目的地后愉快的旅行等事先进行预演性体验，会有意外的效果。

生活指导(counseling)

许多报告说明，在没有了平时的紧张和抗拒的轻微催眠中，无拘无束的自由交谈和见面比一般的生活指导气氛更融洽，更易沟通，所以应用比较广泛，效果也比较好。特别是对焦虑情绪较强和情绪消沉的学生，沉默不语、逃学的学生等应用效果比较好。

心理治疗

偏食、遗尿、重度晕车、口吃、写字过度引起的痉挛、面部抽搐、恐惧症等，对具体提出心理诉求的学生，通过采用后面介绍的催眠疗法和催眠中的各种心理治疗方法，大多具有一定的效果。

4. 心理治疗

A. 心理治疗中的催眠

被误解的催眠疗法

习惯上我们将利用催眠进行的心理治疗都叫作催眠疗法，但一般将它同暗示疗法看作一回事情，而且一说起暗示人们往往会联想到一种消除对方的意志，迫使其接受催眠者强制性要求的情形，或者要弄一些荒唐无稽的言辞来让其相信似有似无的事情。但正像先前已经说过的那样，催眠也好，暗示也好，催眠者或者治疗者如果不顾对方的感受和体验而随心所欲，那么是干不成什么事的。即使表面上看来好像做成了什么，实际上也是不能长久持续的，不可能对对方有什么治疗效果。在以治病为目的的催眠和暗示活动中，为让当事人的个人需求、热情和愿望得到满足，取得治疗效果，而给予适当的帮助是催眠者和治疗者面临的课题，理所当然要以当事人为中心。

利用催眠治疗的两种类型

将催眠应用于心理治疗时，大致可有两种方式。一种是按照接受暗示，逐渐进入催眠这一心理状态之中的程序，并在这个过程当中体验各种对治疗有效的动作、印象，通过这些能产生综合效果的催眠现象的体验来推进治疗。这是本来意义上的催眠疗法。另一种是精神分析疗法、行动疗法、生活指导等，这些方法在按照既成的各种心理治疗法的理论和方法推进治疗的同时，为使治疗效果更好，还采用了催眠中常见的暗示和心灵互通(rapport)、潜意识和恍惚、印象和动作等，这是催化性催眠疗法。从传统催眠疗法派生出来的精神分析法和行动疗法发展势头盛极一时，所以一说起催眠疗法往往就是强调这些方法中的催化应用，近来已开始重新看待暗示和催眠自身的治疗作用了，本来意义上的催眠疗法再次得到重视。

B. 本来意义上的催眠疗法

暗示疗法

一说起催眠就是暗示疗法，过去人们一般都是这么理解的。简单地说，就是减轻、解除、根除对方诉说的某种症状、困难，暗示造成这些症状、困难的原因已经解决、消失。如同自律训练法中的暗示那样，这类暗示有不少效果显著，所以无法否定它的价值。但这种传统的暗示疗法正在逐渐变成一种新的思想，那就是，不再是这种直接的、有目的的暗示，而是接受暗示后顺着对方的意图，并将其当作自己的意图加以实现。这个努力的过程、获得的成果以及在进一步将其当作自己的东西自由发展、展开的过程中得到的“体验”才具有真正的治疗效果。

历来的误用

暗示和催眠是主体者课题努力的连续过程，这在前面已经讲过。这个主题的努力原本就是积极的、能动的活动，并被作为催眠的本质而被蕴藏起来。但是在传统的催眠疗法中，这一最为重要的活动性却没有得到有效的利用。之所以这么说，是因为催眠时往往是这样一种情形，如同医院看病一样，这里也是催眠者一方易于采取积极的、能动的、居高临下的工作方式，而应对的当事人一方则不得不必然地处于消极的、被动的地位，只能等待着对方"发号施令"。催眠对当事人来说不过是治疗者"制造"出来的消极性、被动性活动而已。这也是招致催眠本来的特性受到抑制这一结果的主要原因。

提高内在的活跃性

催眠疗法中最要紧的一件事是，如何通过利用催眠，使当事人能够自主、积极、主动并且自由地活动起来，由此提出的一个问题就是，治疗者为此该如何提供适当的帮助。近来，催眠治疗者们开发了一些诸如当事人自身不受现实和习惯的束缚，而是变换视点直面现实，同时接受非现实、非合理的提示，带着现实感展开空想、想象，身体和精神都彻底听凭自由的自主活动之类的活动性催眠，这种新方法正在取得以前从未有过的治疗效果。与此同时，对于打算学习催眠疗法的人来说，必须纠正催眠的特点就是打瞌睡、被动接受的错误观念，要掌握能积极发挥蕴藏其内的能动性和活跃性，并加以有效利用的催眠治疗的理论和方法。

恍惚(变性意识)

为完成某个课题而做出的努力,使人从平时的意识性形态转入被称为下意识、潜意识的形态之中,在这种催眠的恍惚状态中,印象、动作、感情和情动、认知、记忆和学习等各种心理活动都被利用起来了,同时伴有区别于平时主动感的自动感和被动感。由于脱离了日常性的现实、有固定模式的逻辑性和处于常识范围的合理性,所以他能够不用伪装自己而按着自己的真实思想自由地、并且自主、能动地表现自己,主动地做出各种行为,因而获得通过其他任何方法都无法得到的为着心理治疗的重要的体验。

从被动到主动

我们前面已经介绍过,催眠从被催眠者首次经历时的反应来看可以分成两种类型,一种如后倒暗示那样,对最初的暗示一下子反应很强烈,脸色苍白,陷入特殊的恍惚之中,是一种完全的被动状态。然后随着催眠的反复进行,渐渐地恢复了主动性,面部表情也几乎同平时清醒的时候差不多,对暗示的回应也变得非常积极。另一种是一开始几乎对暗示没有任何反应,面部表情也没有变化,也不是处于被动状态。随着活动的不断重复,渐渐地对暗示有了反应,开始处于恍惚特有的被动性状态,但这仅仅是一时性的,随即又回到了平时的面部表情,这时对暗示的回应仍然是非常积极的。这两种类型都是暂时性地出现潜意识、被动性的状态,随着对暗示的不断适应,渐渐变得有意识、主动性。重新恢复主动性的意识与先前不同，它同时包含了潜意识，两者融合在一起，而且活动精细、广泛。所以，相比较日常生活的体验方式，它更健康、更积极。

心灵互通(rapport)

在催眠的过程中，由于被催眠者将注意力高度集中于暗示和暗示者，所以对除此以外的事象、人物等几乎不予关心，即使同他搭话也没有任何反应。处于催眠状态中的这种唯一选择性人际关系的心灵互通(rapport)现象，使得其对像催眠这种特异的暗示做出主动、积极的反应成为可能，成为其从意识进入潜意识、从现实进入非现实、或者进入非逻辑的、主观的世界，进行平时无法进行的自由的自主性活动的基础。这种心灵互通是建立在始终信赖对方，即可以将身心向其托付的极其重要的人际关系之上的。这种叫作托付的体验应该说也可以称其为心理治疗中治疗关系的精粹，有的催眠者可以做到，即使没有其他的要素，仅凭这点也能让人获得充分的治疗效果。

C. 催化性催眠疗法

催眠分析

在催眠治疗过程中产生的精神净化作用(katharsis)以及相关症状的消失产生了精神分析一说，而在精神分析理论的不断发展、进步的过程中，催眠却受到了抛弃，这个经过我们已经在前面介绍过了。但现在，人们为了进一步提高催眠的治疗效果，而将已经成熟的精神分析方法更恰当地用于催眠过程中，这种将精神分析融入催眠的新方法被称为催眠分析，在今日的精神力学性的心理疗法中得到相当广泛的应用。

催眠行动疗法

把同样脱胎于催眠，并遵循条件反射和学习等理论诞生、发展起来的行动疗法再次应用于催眠中的新疗法就是催眠行动疗法。这种新的催眠疗法因援用催眠过程中出现的特有现象，特别是记忆、学习，还有动作、印象等而正受到人们新的关注。

其他

积极利用催眠过程中的印象和类似梦境体验的“壶罐印象法”、“三角形印象体验法”、“梦境印象体验法”等各种印象疗法，利用某种恍惚的“内观法”，从催眠过程中的动作出发的“临床动作法”等，这些全新的催眠疗法正在走向实用化。

5. 医学上的应用

A. 催眠和医学

从历史源头说起

催眠，从它的历史发展过程就可以看出，它同医学和医疗有着密切的关系。特别是第二次世界大战以后的医学，由于开始重视心理因素，英美等国家的医学会制定了催眠资格认定制度，将催眠应用于实际的医疗范围也日益扩大。

从最基本的来说，由于人在接受催眠的过程中会出现清醒时所没有的内向性体验和情动、行动、人格等心理现象以及相伴随的多种生理性条件的变化，所以在医学治疗、诊断、研究等方面，应用催眠的领域正在不断扩大。

B. 精神医学和儿童精神医学

在精神医学上的应用

做梦、想象、幻觉、妄想的发生，睡眠、麻醉、麻醉品等方面的脑、神经活动等等，在精神动力性理论研究上，催眠发挥的作用是不小的。还有，除了投影心理诊断法就是应用了催眠的原理之外，催眠还有效地应用于对转换性歇斯底里、癫痫、脑部肿瘤等的诊断及其假象的判断。在心理治疗法应用最为广泛的精神医学领域，前面我们介绍过的本来意义上的催眠疗法和催化性催眠疗法等都有应用。

对象

在焦虑反应中，为让患者从精神紧张状态中解脱出来，松弛的暗示和训练是有效的，一般常用的有自律训练和持续催眠法等；对分裂性、转换性歇斯底里的治疗，常用的有再保证和说服、自我强化法、减感法、奥佩兰特疗法、松弛法、精神分析法等；而在神经衰弱、疑病症反应中，较适用他人暗示方法，催眠过程中的说服和自我暗示、自律训练法、持续催眠法等被认为是有效的。在神经性抑郁反应中，通常的方法是，在使用抗抑郁药物的同时，将净化法和消除反应，支持性、说服性和再教育性疗法同精神分析、再构成性疗法一起使用。对酒精、麻醉品等嗜好品的上瘾、中毒以及过度吸烟等，一般认为采用以他人和自我暗示为主的支持性疗法、行动疗法等治疗方法是有效的。

儿童精神医学

同成人比起来，儿童不仅对暗示的感受性较强，具有旺盛的生命力和成长能力，而且其可塑性也较大，所以，只要给予改变的机会，其后常能收到显著的治疗效果。特别是通过心灵互通（rapport），鼓励患者缓解精神紧张，消除焦虑和恐怖情绪，树立对生活的自信，能自由地表现自己，对纠正和治疗各种不适应性行为、遗尿症、晕车症、焦虑反应、口吃、咬指甲、面部肌肉抽搐等不良习惯和疾病以及逃学等被认为是有效的。

C. 妇产科学

产科学

对妇女怀孕期间出现的焦虑和紧张、妊娠反应，为松弛产妇的身心和保证胎儿健康，生产时通过身心弛缓法所采用的无痛分娩和为正从产道中出世的胎儿助力的运气法，以及同随后的母乳分泌和母亲精神安定、积极的婴儿哺育态度等相关的医学、心理学的问题方面，催眠也是大有用武之地。

妇科学

心理—性欲的矛盾、人格完善过程中出现的各种问题常同人的生殖器官、皮肤等出现的各种生理现象有关。对心因性的月经不调、月经困难或无月经，以及相伴随的偏头痛、背脊痛、骨盆痛、肌肉痛等，直接暗示法就有相当的效果；而在治疗心因性的子宫出血、外阴搔痒症、更年期各种症状、肥胖症等方面，催眠疗法也常常受到青睐；另外，不感症、性冷淡、阴道痉挛等与性交相关的症状，则常常被认为同厌恶男性、不愿将男性当作性的对象予以接纳的心理问题有关，这方面，催眠疗法同样被认为是有效的。

D. 内科学、皮肤科学

与身心相关的医学观

人作为一个有机体既然是身心统一存在的，其作为生理性障碍表现出来的内科和皮肤科方面的各种疾患，就或多或少地同心理因素有关。因此，心理治疗对相关疾病的治愈是有用的，而催眠对治疗具有强化、促进作用也是很容易理解的。

催眠对哪些疾病的治疗是有效的

在呼吸系统的疾病中有支气管哮喘、肺结核、过度换气综合症、打噎；消化系统的疾病中有急性和慢性便秘、腹泻、胃炎、消化道溃疡、溃疡性结肠炎、胃液分泌异常、肠胃神经症、痉挛性诸条件、胆囊及胆管功能障碍、食欲减退、恶心、呕吐、吞咽障碍、歇斯底里球、贲门痉挛、神经性食欲减退、食品过敏症、溃疡性大肠炎、肥胖症等；在循环系统的疾病中有心脏神经症、心脏功能障碍、心绞痛、心动过速、洞性心律不齐、徐脉、期外收缩、末梢循环障碍、脸赤；内分泌系统障碍中有甲状腺功能障碍、糖尿病等。另外，心理因素若作用于人的疼痛神经生理机制，会使痛觉成倍增加，所以在减轻和消除疼痛方面，催眠的作用也显而易见的。

皮肤科学

有报告说，催眠对圆形秃发、皮炎、湿疹、干癣、皮肤瘙痒、单纯疱疹等皮肤病的治疗是有效的，而在我国，催眠还被有效应用于红斑、水疱、肿胀、郁血、出血斑、荨麻疹、接触性皮炎、先天性过敏性皮炎、家妇湿疹等的治疗。

6. 牙科学

A. 催眠牙科学

催眠牙科学

最早将催眠应用于牙科治疗的是布雷德，主要是无痛拔牙。后来由于奴佛卡因等局部和全身麻醉剂的发明，催眠在牙科学上的应用便一下子退潮了，但后来随着认为人的精神与身体是有关系的理论出现之后，催眠再次受到人们的重视。特别是第二次世界大战后，在纽约，牙科医生们跑在精神医学和心理学家们的前面，最先组成研究小组对催眠牙科学展开研究，他们对推动催眠研究发展的兴起所做出的贡献是巨大的。

在牙科上的应用

催眠在牙科上的应用最普通、最广泛的就是无痛拔牙。有的完全不用麻醉药而仅以轻微的恍惚就能进行无痛拔牙；有的再加上无痛和放松的暗示，如使用麻醉剂的话则可以用比不施与催眠时少得多的量，因此恢复也快得多。除了拔牙之外，对于在从牙齿的研磨加工、穿孔和牙根管的清洁，到反射镜探针的插入、X 光拍片和模型取样、修补处理等各个环节中牙病患者的紧张和不适感，唾液的异常分泌等，催眠治疗都是很有效的。

牙科方面的身心相关现象

心理紧张和焦虑、恐怖等情绪会引起人的生理性机能和组织发生变化，受此影响，唾液中的酸碱值和钙会变得不稳定，促进蛀牙的恶化，血液构成发生变化，更易引起齿槽脓漏。另外，循环系统方面发生的异常情况也会引起牙银炎、牙根膜炎、牙龈炎等炎症和疼痛，出现舌和口腔内表皮的剥离现象，催眠对这些症状的处置均有一定的效果。

B. 口腔心理学

习癖

类似含手指、咬指甲、磨牙的习癖，咬合肌肉活动有的过度，有的不足，偏向性嚼食品的习惯，偏食、异食、寡食、过食等饮食习惯，口吃、牙鸣、嘴部抽搐等异常行为，其背后通常有着某种心理性的因素在作祟，有的单单依靠消除暗示就能解决问题，也有的需要更慎重的心理治疗手段。

适应口腔异物"安家"

对于像齿列矫正和装义齿等这些必须将"身外之物"较长时间安置在口腔中的治疗，患者对于治疗引起的不适感和痛苦无法拒绝，必须以平静的心情迎接异物"落户"口腔。此时为能尽快适应，马上能轻松说话和进食，催眠就能派上用场了。

外伤体验

在经历了拔牙、抽髓、补牙和装义齿之类的手术之后，病人就有了外伤体验。病人诉说的感觉是虚弱乏力；去除了部分牙神经后，会觉得头昏昏沉沉的；会有一种如同去势后对性能力失去信心、变成了阳痿、对异性变得没有了自信一般的恐惧感。对此，单靠单纯的暗示已不够，通常还需要如前所述的以心理治疗为目的的催眠疗法。

7. 运动催眠

A. 体育运动和催眠

催眠是使用兴奋剂(doping)吗

1960年的罗马奥林匹克体育运动会以后，IOC(国际奥林匹克委员会)为兴奋剂做出定义并列出具体的清单时，将心理学上的催眠和暗示同生物化学、物理学上的手段一起列于其上，虽然后来以证明困难为由从名单上排除了，但类似这种形式的对催眠的误解直到现在仍时有发生，对此只能表示惊讶了。其实，催眠并不是给予比赛选手以他本来没有的力量，而是设法使他原有的能力得到最大限度的发挥，将精神、技术、体力融合成一股强大的力量，就此来说，它是最有效的一种心理方法。

蛮力

正如俗语“火灾现场的蛮劲儿”所说的那样，有时我们能使出平时不能想象的力气。为试验催眠状态中能不能轻易地使出这样的力气，人们进行了各种实验。根据美国和日本的研究，有许多报告称，如果给予受验者类似“你至今从未有过的肌肉力量和体力正在变得充实、强劲，你能使出惊人的力量”的暗示，对方的力气就能增强1.5倍至2倍。也有不少教练的报告称，如果对运动员给予“比赛场合下，你一定能爆发出惊人的力量”的暗示的话，他就能创出前所未有的纪录来。这些情况与其说是增强了运动员的能力，不如说是以暗示的方法将他们平时没有发挥出来的力量爆发出来，以更接近于原有的实际力量。

B. 焦虑对策

放松（relaxation）

从罗马奥运会到东京奥运会，日本体育协会设立的运动科学研究委员会心理学分会的一个主要课题就是如何改善运动员的焦虑状态。比赛时一定的紧张和兴奋当然是需要的，但如处处出现不必要、过度的紧张的话则会导致竞技能力的下降，亦既我们所说的“焦虑”，所以必须尽可能地松弛不必要的紧张情绪。在事先的催眠中，对意外情况下能随时随地在短时间内快速、并且尽可能深入地进入放松状态的体验要进行练习，可以在直到比赛的前一天还充分地放松自己的情绪，在将要进入比赛之前，以极短暂的时间瞬间快速并且充分地领略精神放松的体验，随后一面立即做投入比赛的热身活动，一面迅速清醒到达起跑线。这种能做到“快速松弛、快速清醒、热身活动”的催眠练习是很有效的。

精神、预演

在进入实际比赛之前，对比赛现场的状况、观众观看比赛的情形、比赛时自己镇定自如的心态、从比赛开始到中途各个节点的进行状况、比赛结束的情况、自己

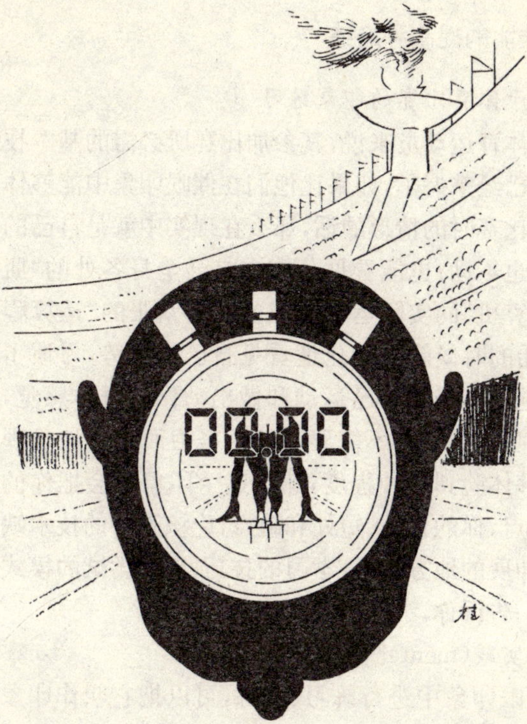

的情绪状态等等，都要在事先通过催眠印象进行预演，然后才能进入比赛现场。通过这样的催眠印象的预演、预习，不仅情绪稳定，而且投入比赛的积极心态和体力上的准备等会显得充分、扎实。通过旁观性地观察比赛情景，对自己的缺点和临场心态了然于心，从而纠正自己的缺点，以更理想的竞技状态投入比赛。在事先的催眠印象训练中要充分地进行这样的练习。

C. 竞技技能的提高和磨练

习惯于体育比赛的印象练习

对于体育运动员来说，其参加比赛所必需的基本技术应该说已经掌握了，如果让他们在催眠印象中能够体验到自己比赛时的情形的话，那么在现实中就是自己的身体一点也不动，也能看见分布在自己全身各处的“肌肉电子计算机”同实际运动相似的肌肉紧张的“运算程序”。开始的时候能视觉化地看见自己的姿势，习惯了以后，视觉更能变成自己运动和做出动作的身体感觉，而且这种身体感觉并不需要自己的努力而自然地显现出来，能够体验到这种程度，那么这个印象就会把你的特点和弱点，你的长处、短处和缺点，应该弥补的技术缺陷、应该伸展的地方，应该学习的技巧，应该尝试的模式等等，一一告诉你。

精神实践(mental practice)

在催眠印象中进行练习、磨练，可以把它叫作印象练习或者印象训练，都一样。只是这里所说的并不单单是指以视觉为中心的印象，而且还包含了运动身体的感觉，或者实际进行相应的运动身体的练习在内的。另外也不仅仅是以自己的意志努力进行印象练习，还要加上来自对面的潜意识印象，再经过自己的努力对其进行各种各样的增减、变形，改换赢、输的不同情形，在这个过程中认准遵循自律性的印象变化过程。由于是这样一种以当事人的精神和全身去进行的练习和实践，所以我们不说它印象学习，而用了精神实践（mental practice）一词。

逆向进口

还有，这里提到的“自我放松”（self relaxation）、“精神预演”（mental rehearsal）、“精神实践”（mental practice）等都是前面介绍过的日本体育协会运动科学研究委员会心理学分会在世界上率先开发出来的新方法。在1973年的瑞典乌普萨拉第六次国际催眠学会议的研讨会上，笔者演讲的有关内容受到了当时的东欧和苏联的体育界人士的注意，讲演以后还同他们进行了三个小时的交谈。后来，这些新方法在这些国家被推广应用，而在日本反而落后于人，直到近年的汉城奥运会时才开始逆向进口。

图书在版编目(CIP)数据

催眠术/(日)成濑悟策著;杜海清译. —上海:文汇出版社,2008.4

ISBN 978-7-80741-341-7

Ⅰ.催… Ⅱ.①成…②杜… Ⅲ.催眠治疗-普及读物 Ⅳ.R749.057-49

中国版本图书馆 CIP 数据核字(2008)第 038829 号

图字:09-2005-340 号

催眠术

编　　者 / [日]成濑悟策
译　　者 / 杜海清
责任编辑 / 季　元
封面装帧 / 王　翔

出版发行 / 文匯出版社
上海市威海路 755 号
(邮政编码 200041)
经　　销 / 全国新华书店
照　　排 / 南京理工出版信息技术有限公司
印刷装订 / 上海市北印刷(集团)有限公司
版　　次 / 2008 年 4 月第 1 版
印　　次 / 2008 年 4 月第 1 次印刷
开　　本 / 787×1092　1/32
字　　数 / 116 千
印　　张 / 5.5
印　　数 / 1—6 000

ISBN 978-7-80741-341-7
定　　价 /16.00 元